AF556562

Birgit Straka

HEILPFLANZENKUNDE

Kraftvolle Wildkräuter zu jeder Zeit

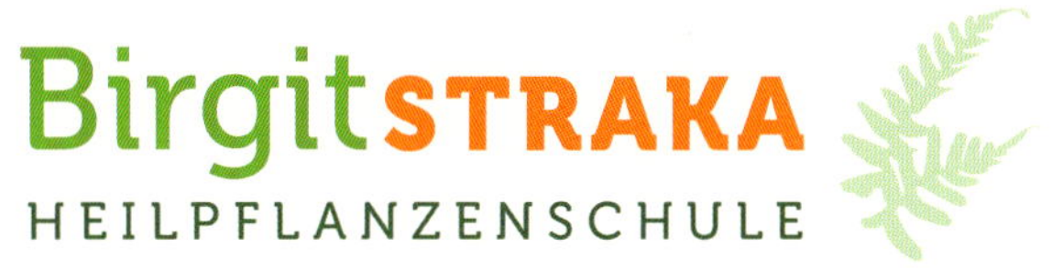

Inhaltsverzeichnis

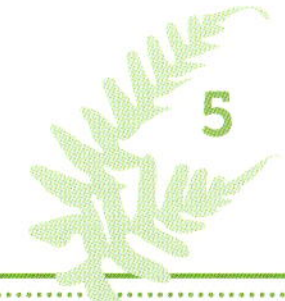

Vorwort

Wenn uns Pflanzen etwas vermitteln können, dann ist es die Fähigkeit über die eigene Vorstellung hinaus zu wachsen, Wege zu gehen die wir bisher nicht einmal erahnt haben und Wahrnehmungen zu erfahren, die uns bewusst machen, dass wir im Paradies leben.

In den letzten Jahren habe ich vielen Menschen unsere heimischen Heilpflanzen nahegebracht, ihnen die Vielfältigkeit ihrer Anwendung in der Heilkunde und auch in der Ernährung vermittelt. Manche Pflanzenliebhaber wollen den Weg der spirituellen Wahrnehmung und Kommunikation mit Kräutern und Bäumen gehen. Andere bevorzugen die ›handfeste‹ Ebene, um sich der Welt der grünen Freunde zu öffnen.
Es ist nicht wichtig, wie man den Weg zurück zur Natur und ihren unzähligen Schätzen beschreitet. Es ist nur wichtig, den ersten Schritt zu tun!

Ihr müsst meine Aufschriebe auf den folgenden Seiten keineswegs auswendig lernen, denn jede Pflanzen besitzt unzählige Facetten, so wie wir selbst. Mit der Zeit wird sich ein Stein zum anderen fügen, denn Ihr werdet die wichtigsten Begriffe immer wieder hören und verinnerlichen. Die für Euch essentiellen Informationen werden somit hängen bleiben und am Schluss ergibt sich ein stimmiges Gesamtbild! Das war für mich bisher die schönste Erfahrung meiner ganz eigenen und individuellen Entdeckungssreise in das Reich des Grünen Volkes.

Dennoch ist es hilfreich, einige Grundbegriffe gehört bzw. gelesen zu haben, um sich beim Schmökern weiterer Literatur besser zurechtfinden zu können. Ich habe in dieses Buch die Informationen reingepackt, welche mich bis heute in meiner täglichen Arbeit und Freizeit rund um die Heilpflanzenwelt begleiten und bereichern. Dies gilt im Besonderen für die verschiedenen Verarbeitungsformen. So gibt es beinahe keinen Tag, an welchem mein Wegerichöl in der Familie oder bei Freunden nicht zum Einsatz kommt: ob es eine kleine Wunde, ein blauer Fleck oder vielleicht auch der ein oder andere Pickel bei den Jugendlichen ist. Meine Glückssalbe nutze ich für Gesicht und Hände, mein Spray Frieden und Freude als Deo. Wenn ich abends keine Ruhe finde ist das Räuchern eine wundervolle Unterstützung, damit ich wieder ganz bei mir ankommen kann.

Die vielleicht etwas ungewöhnliche wir-Form in meinen Büchern soll symbolisch für die Verbindung aller Menschen über Grenzen hinweg stehen, unabhängig von Kulturen und Religionen. Denn das was uns alle verbindet ist das gemeinsame Verständnis, Respekt und Liebe zu Mutter Natur mit all ihren unterschiedlichen Erscheinungsformen. So wie auch wir ist jede Pflanze ein Individuum und zugleich Teil eines Ganzen. Tretet also ein und seid ein Teil dieser Welt.
Denn was gibt es Schöneres als das Gefühl, in die Natur zu gehen und zu erfahren: ja, hier bin ich mitten unter meinen besten Freunden, voll von grüner, bedingungsloser Liebe! Ich freue mich, Euch auf diesem Weg begleiten zu dürfen!

Herzlichst Eure

Birgit Stralea

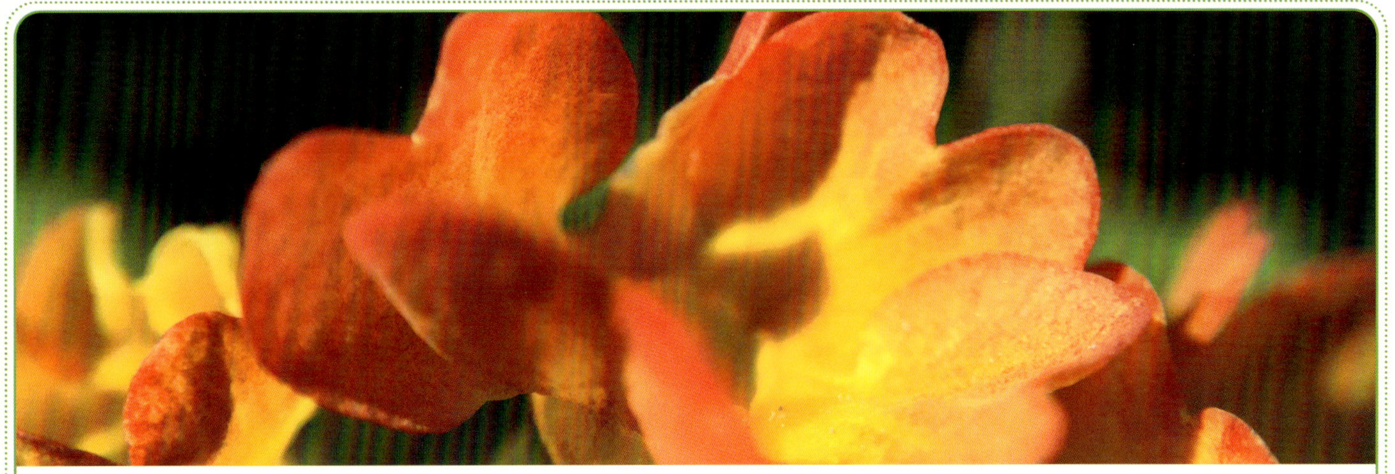

Einführung in die Pflanzenkunde

Pflanzenordnung und Pflanzenbestimmung

Auf den nachfolgenden Seiten werde ich einen Einblick in die klassische Pflanzenkunde geben, über Pflanzenordnung, Wirkstoffgruppen und anderes Wissenswerte berichten.

Dies ist eine Möglichkeit der Pflanzenbetrachtung, die zwar sehr verstandesgeprägt ist, aber auch ihren eigenen Reiz hat. Ich bin immer wieder fasziniert über die Einsichten, die ich hierbei gewinnen konnte.

Ich knüpfe mit diesen ersten Zeilen jedoch nochmals an mein Vorwort an: Ich möchte Euch Wissen zu verschiedenen Heilpflanzen vermitteln und die Vielfältigkeit ihrer Anwendung in der Heilkunde nahebringen. Man muss die in den folgenden Seiten genannten Fachbegriffe deshalb nicht auswendig lernen.

Allerdings werdet Ihr immer wieder, wenn Ihr Euch mit Pflanzenkunde befasst, in Vorträgen oder in der Fachliteratur Begriffe wie z. B. ›Sekundäre Pflanzenstoffe‹, ›Alkaloide‹ oder ›Glykoside‹ hören. Ich habe basierend auf meiner langjährigen Erfahrung eine Vorauswahl getroffen, welche der vielen wissenschaftlichen Informationen ich als wirklich notwendig erachte, um Sie an Euch weiterzugeben.

Die nachfolgenden Seiten sollen dazu dienen, Euch im Dschungel der pflanzlichen Fachsprache besser zurechtzufinden.

Heilpflanzenwissen und seine geschichtliche Entwicklung
Die Kenntnisse über die Heilkräfte von Pflanzen sind uralt und wurden in den verschiedensten Kulturen gepflegt und mündlich an die nachfolgenden Generationen weitergegeben.

Gleichfalls finden sich aber auch sehr alte Schriften über die Wirkungsweise der Pflanzen. So schrieben die Ägypter vor 4000 Jahren bereits Rezepte aus Pflanzenauszügen nieder. Und die nachfolgenden Hochkulturen, wie die Griechen und die Römer, zeichneten ihr Wissen ebenfalls auf. Wir können deshalb heute auf Beobachtungen und medizinische Empfehlungen von bekannten Ärzten wie u. a. Hippokrates, Theophrastus, Plinius und Galenos zurückgreifen.

Diese Aufzeichnungen der griechisch-römischen Tradition wurden bis in das Mittelalter hinein, ergänzt durch Kenntnisse der arabischen Medizin, nach Mitteleuropa überliefert. Vor allem in Klöstern griff man gerne auf diese botanischen Schriften zurück.
Im Spätmittelalter wurden Beobachtungen uns heute noch bekannter heilkundiger Persönlichkeiten in schriftliche Form gebracht. Hier sind im Besondereren Hildegard von Bingen, Albertus Magnus und Konrad von Megenberg zu nennen.

Mit der Erfindung des Buchdrucks durch Johannes Gutenberg (1452) begann der Siegeszug verschiedener Kräuter- und Pflanzenbücher, die im 16. Jahrhundert neben der Bibel die wohl am meistgedruckten Werke waren.
Die niederländische Naturforscherin und Künstlerin Maria Sibylla Merian begann im 17. Jahrhundert eine umfangreiche Studie über Pflanzen und Tiere und hielt ihre Beobachtungen und Erkenntnisse in Büchern und kunstvollen Bildern fest.
Dies gab dem schwedischen Naturforscher Carl von Linné knapp 60 Jahre später den Impuls, Pflanzen und Tiere zu kategorisieren und in Arten, Gattungen und Familien einzuteilen, auf die wir heute noch zurückgreifen.

Pflanzenbestimmung durch Kategorisierung
Wie das Ordnungsgesetz der Pflanzenarten, Taxonomie genannt, heute aussieht, soll meine nachfolgende Auflistung zeigen. Diese Liste ist jedoch nicht vollständig, da es noch mehr Unterteilungen gibt. Ich habe der Übersichtlichkeit halber jedoch auf weitere Rubriken verzichtet, da ich sie für unsere Ausbildung als nicht relevant erachte:

Reich (der Pflanzen)	geschätzt zwischen 320.000 und 500.000 Arten (= Spezies, lat. species)
Stamm	ca. 250.000 Arten
Klasse	ca. 235.000 Arten
Ordnung	ca. 18.000 Arten
Familie	ca. 3.500 Arten
Unterfamilie	ca. 1.000 Arten
Gattung	ca. 500 Arten

Wir werden uns bei der Kategorisierung einer Pflanze teilweise der Ordnung, hauptsächlich aber der Familie und der Gattung widmen, damit wir nicht zu sehr in den Kopf rutschen. Es folgt ein Beispiel einer Kategorisierung:

Gemeine Fichte

Reich der Pflanzen	(Plantae)
Stamm	Gefäßpflanzen, Unterabteilung Samenpflanzen
Klasse	Coniferopsida
Ordnung	Koniferen, Nadelhölzer, auch Kiefernartige genannt (Coniferales oder Pinales)
Familie	Kieferngewächse (Pinaceae)
Unterfamilie	Piceoideae
Gattung	Fichten (Picea)
Art	Gemeine Fichte, alternativer Name: Gewöhnliche Fichte, Rotfichte botanisch-wissenschaftlicher Name: Picea abies volkstümlicher Name: Rottanne

Die Kategorisierung von Pflanzen kann auf verschiedene Art und Weise für Euch dienlich sein. Eine Vorstellung davon sollen Euch meine Ausführungen und Beispiele auf den nachfolgenden Seiten geben.

Pflanzenbestimmung durch optische Merkmale
Zum Bestimmen von Pflanzen wird sowohl der Standort, die Blatt- und Blütenform, das Aussehen der Stängel sowie der Früchte und der Samen genutzt.
Die wichtigsten Formen und Arten der einzelnen Pflanzenteile könnt Ihr z. B. dem Buch Kosmos Heilpflanzenführer entnehmen.

Bestimmung aufgrund der Heilwirkung
Ein einfaches Beispiel hierzu kann ich aus meiner eigenen Erfahrung wiedergeben.
Mir war früher nicht bekannt, dass sowohl Fichte, Tanne als auch Lärche zu der Familie der Kieferngewächse gehören. Als ich mich dann mit der Heilwirkung dieser Nadelbäume beschäftigte fiel mir auf, dass sie alle bei Erkrankungen der Atemwege und emotionalen Befindlichkeiten eingesetzt werden.
Wenn ich also mal keine Tannennadeln oder -Harz zur Hand habe weiß ich, dass mir bei einer Erkältung auch Lärche und Fichte helfen können.

Ein weiteres Beispiel, welches bereits das folgende Thema, nämlich die Wirkstoffgruppen streift, soll zeigen, wie vielschichtig die Grundkenntnisse der Kategorisierung angewendet werden können.
Ich hatte mich mit einem meiner Lieblingskräuter, dem Gundermann, intensiv beschäftigt, und deshalb die darin enthaltenen Wirkstoffe nachgeschlagen. So wusste ich nun, dass er Saponine (Seifenstoffe) enthält, welche u. a. entzündungshemmend und schleimlösend, vor allem bei festsitzendem Husten, wirken.

Faszinierend ist die Betrachtung von Blüten, in diesem Fall die Blüte der rotblühenden Rosskastanie. Es ist wie eine Reise in eine andere Welt.

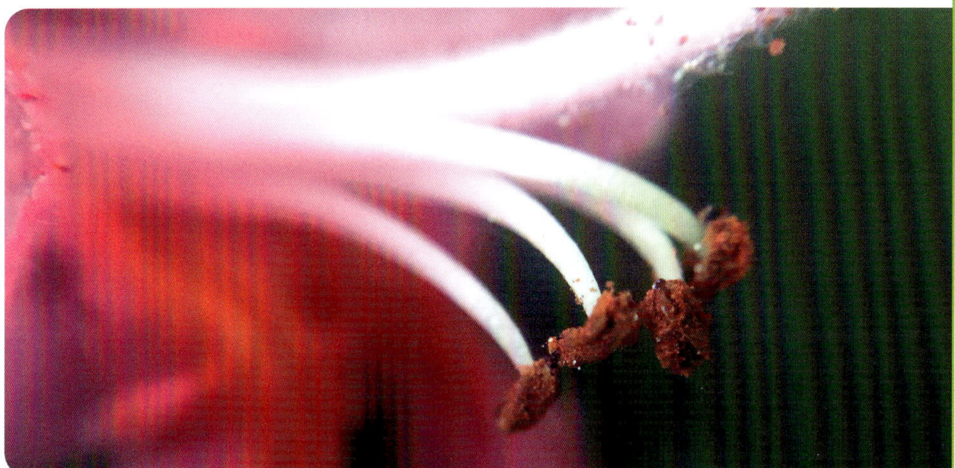

Eines Tages kam ich bei einem Spaziergang an einer Rosskastanie vorbei.
Da ging mir plötzlich ein Gedanke durch den Kopf. Gehört die Rosskastanie denn nicht zur Familie der Seifenbaumgewächse?
Dann erinnerte ich mich an einen Bericht, in dem erwähnt wurde, dass in früheren Jahren den Pferden bei Husten Rosskastanienfrüchte gefüttert wurden - daher übrigens auch der Name!

Zuhause angekommen schlug ich nochmals in meinen Büchern nach. Der Hauptwirkstoff der Rosskastanie ist Aescin, ein Saponin. Und Saponine werden in der Pflanzenheilkunde bevorzugt bei Husten und Bronchitis verwendet. Hier half mir also in beiden Fällen die Kategorie der Pflanzenfamilien dabei, Rückschlüsse auf die Heilwirkung der jeweiligen Pflanzen zu ziehen.

A propos Saponine: diese Stoffe, auch Seifenstoffe genannt, eignen sich hervorragend zum Wäschewaschen. Einige meiner Kunden haben dies bereits mit Erfolg getestet, z. B. mit den Früchten der Rosskastanie oder Efeublättern.

Zusätzliche Hinweise durch den wissenschaftlich-botanischen Namen
Der wissenschaftlich-botanische Name ist uns teilweise bereits aus der Homöopathie bekannt, wie Belladonna (Tollkirsche), Echinacea (Schmalblättriger Sonnenhut), Euphrasia (Augentrost) oder Sambucus nigra (Schwarzer Holunder).

Bei Sambucus nigra kann man einen zusätzlichen Hinweis erkennen. Nigra bedeutet schwarz, hier wird also die Pflanzenart näher bestimmt.

Diese Spezifizierung findet man bei vielen anderen Pflanzen wieder, z. B. beim Löwenzahn, der mit botanischem Namen Taraxacum officinalis heißt. Taraxacum leitet sich vom arabischen ›tarakshaqum‹ ab, was soviel wie bitteres Kraut bedeutet. Officinalis wiederum ist ein Hinweis, dass dieses Kraut bereits in früheren Jahrhunderten in Apotheken (Officina) gehandelt und als große Heilpflanze geschätzt wurde.
Officinalis heißt direkt übersetzt ›als Arzneimittel verwendet‹ bzw. ›für medizinische Zwecke geeignet‹. Weitere Beispiele hierfür sind Calendula officinalis (Ringelblume), Valeriana officinalis (Baldrian), Melissa officinalis (Melisse) und Salvia officinalis (Salbei).

Über 600 verschiedene Löwenzahnarten gibt es. Aber keine Angst: die müsst Ihr nicht auswendig können!

Informationen durch den volkstümlichen Namen
Pflanzen haben oftmals mehrere volkstümliche Namen, unter denen wir sie normalerweise kennen, die jedoch länderweit, selbst regional, unterschiedlich ausfallen können.

Dieser volkstümliche Name kann ebenfalls einen direkten Einblick auf die Wirkungsweise oder Eigenheit des jeweiligen Kräutleins oder Baumes geben.
Beim Löwenzahn finden wir z. B. Pusteblume (für die Art der Verbreitung der Samen), Bettsoicher (für die harntreibende Wirkung des Krauts und der Wurzel) sowie den Namen Kuhlattich (der Löwenzahn wächst gerne auf beweideten Böden). Wohl nicht zufällig, denn er wirkt ausgleichend auf durch Überdüngung sauer gewordene Böden.

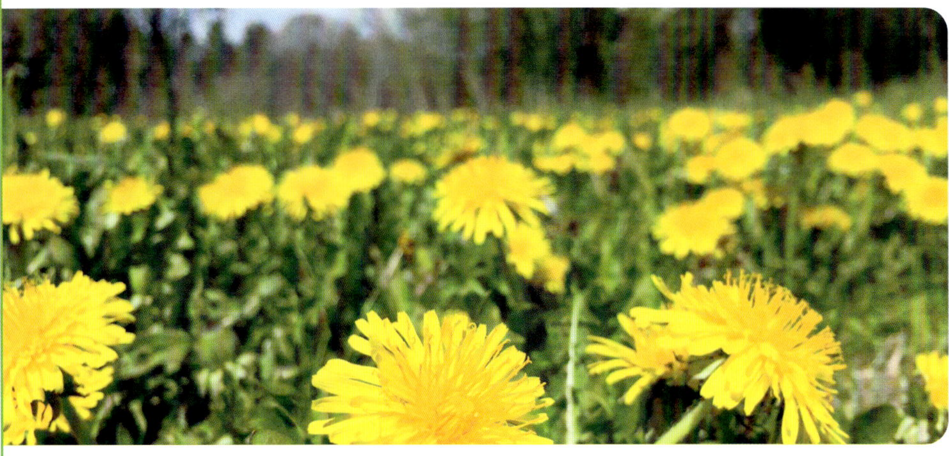

Pflanzenfamilien

Baldriangewächse / Ordnung der Kardenartigen
z. B. Baldrian, Spornblume, Feldsalat

Braunwurzgewächse / Ordnung der Lippenblütlerartigen
z. B. Braunwurz, Königskerze, Flieder

Doldenblütler / Ordnung der Doldenblütlerartigen
z. B. Wilde Möhre, Engelwurz, Schierling

Eibengewächse / Ordnung der Koniferen
z. B. Europäische Eibe, Nusseibe, Kopfeibe

Hahnenfußgewächse / Ordnung der Hahnenfußartigen
z. B. Hahnenfuß, Akelei, Scharbockskraut

Brennnesselgewächse / Ordnung der Rosenartigen
Brennnesseln, Glaskräuter, Bubikopf

Hülsenfrüchtler / Ordnung der Schmetterlingsblütenartigen
z. B. Zaunwicke, Klee, Robinie, Bohnen

Kieferngewächse / Ordnung der Koniferen
z. B. Kiefer, Tanne, Fichte, Lärche

Korbblütler / Ordnung der Asternartigen
z. B. Löwenzahn, Beifuß, Kopfsalat

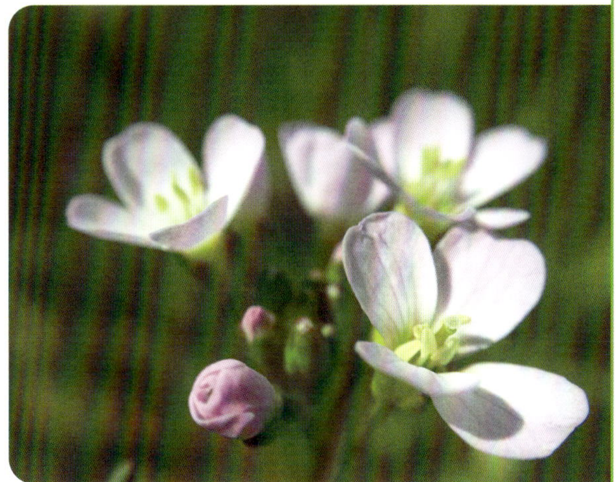

Die Blüten des Wiesenschaumkrauts erfreuen nicht nur das Auge: sie schmecken auch ausgesprochen lecker – wenn man scharfe Speisen mag.

Kreuzblütler / Ordnung der Kreuzblütlerartigen
z. B. Hirtentäschel, Schaumkraut, Rotkohl

Nelkengewächse / Ordnung der Nelkenartigen
z. B.. Miere, Nelkenwurz, Leimkraut

Liliengewächse / Ordnung der Lilienartigen
z. B. Bärlauch, Tulpen, Lauch, Spargel

Lippenblütler / Ordnung der Lippenblütlerartigen
z. B. Braunelle, Gundermann, Taubnessel

Mohngewächse / Ordnung der Hahnenfußartigen
z. B. Schöllkraut, Mohn, Lerchensporn

Nachtschattengewächse / Ordnung der Nachtschattenartigen
z. B. Tollkirsche, Tomate, Kartoffel, Tabak

Rauhblattgewächse / Ordnung der Asternartigen
z. B. Vergissmeinnicht, Lungenkraut, Beinwell

Rosengewächse / Ordnung der Rosenartigen
z. B.. Frauenmantel, Mädesüß, Apfelbaum

Rötegewächse / Ordnung der Enzianartigen
z. B. Labkraut, Kaffee, Chinarindenbaum

Sauergrasgewächse und Süßgrasartige / Ordnung der Süßgrasartigen
z. B. Wollgras, Quellbinse, Zitronengras, Getreide

Sommerwurzgewächse / Ordnung der Lippenblütlerartigen
z. B. Klappertopf, Wachtelweizen, Augentrost

Wegerichgewächse / Ordnung der Lippenblütlerartigen
z. B. Wegerich, Ehrenpreis, Fingerhut

Diese Liste der Pflanzenfamilien ist nicht vollständig. Die Anzahl würde den Rahmen des Buches sprengen. Ich habe die Familien gewählt, in welchen wir die meisten der heimischen Pflanzen finden können. Es ist immer wieder faszinierend, welche Kräuter und Bäume sich in diesen Gruppierungen ›zusammenschließen‹.
Oftmals sind Heilwirkung bzw. Einsatzgebiet dieser unterschiedlichen Gewächse sehr ähnlich. Hülsenfrüchtler sind z. B. für ihren hohen Eiweißgehalt bekannt, Kieferngewächse für ihren hohen Anteil an Ätherischen Ölen, welche u. a. bei Erkältungen eingesetzt werden können.

Wirkstoffgruppen

In allen Pflanzen steckt eine Vielzahl an verschiedensten Elementen in unterschiedlichster Menge. Den Wirkstoffgruppen kommt dabei eine spezielle Rolle zu. Denn sie werden von den Pflanzen oftmals produziert, um entweder Helferlein, wie Insekten oder Käfer, anzulocken oder (Fress-)Feinde abzuhalten.
Diese Stoffe haben, in entsprechender Dosierung eingenommen, eine große Heilwirkung auf unseren Organismus und auch auf unsere Psyche.

Es ist eben, wie Paracelsus sagte: ›Allein die Menge macht das Gift.‹ Hier lohnt es sich das Wort Gift genauer anzuschauen. ›Gift‹ stammt aus dem Germanischen und wurde in ursprünglicher Bedeutung, z. B. von Goethe, als ein Wort für ›Gabe, Geschenk, Schenkung‹ verwandt.
In dem Wort Mitgift (Heiratsgut der Braut, Aussteuer) ist der ursprüngliche Sinn noch enthalten. Auch die Engländer gebrauchen heute noch das Wort ›gift‹ als Geschenk, Gabe, Begabung.

Ein schönes Beispiel für die Wichtigkeit dieser Wirkstoffe fand ich in der Gruppe der Phytohormone. Es ist mittlerweile bekannt, dass Phytoöstrogene in speziellen Pflanzenarten vermehrt enthalten sind. Dies sind u. a. Schmetterlingsblütler wie der Klee, die Wicken und die Lupinen. Diese Pflanzen werden gerne von Schafen, Pferden und anderen Tieren verzehrt.
Phytoöstrogene in großer Menge eingenommen verringern die Fruchtbarkeit der Tiere, d. h. die Pflanzen regulieren mit diesem Stoff die Anzahl ihrer Fressfeinde und sichern sich ihr Überleben. Ohne Schaden anzurichten bringt sich die Natur daduch auf wundervolle Weise selbst in Balance!

Hier sind nun die wichtigsten Wirkstoffgruppen genannt:

Ätherische Öle

Ätherische Öle sind leichte und flüchtige Substanzen, die immer mit einem, meist angenehmen, intensiven Geruch einhergehen.
Besonders reich an Ätherischen Ölen sind Doldenblütler, Lippenblütler, Rauten– und Lorbeergewächse sowie Kiefern- und Zypressengewächse.

Die weißleuchtenden Blüten des gefleckten Schierlings sind nur schwer vom Wiesenkerbel und anderen verwandten Doldenblütlern zu unterscheiden.

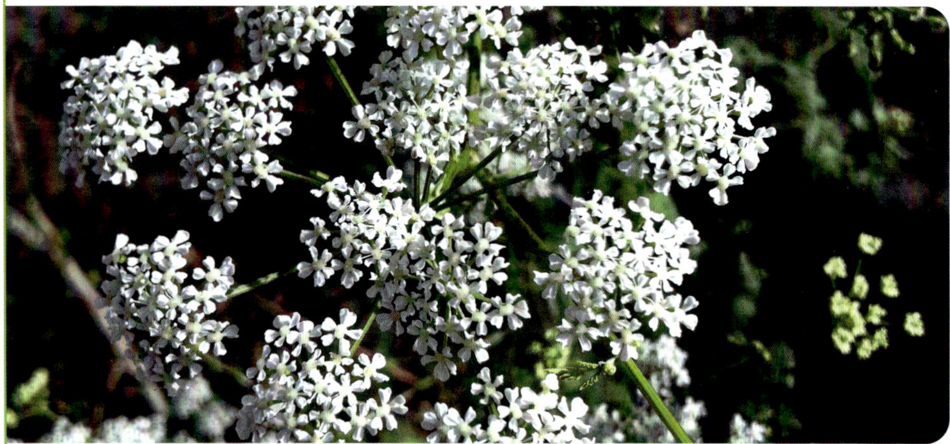

Ätherische Öle als Heilmittel wirken sowohl über die Haut als auch über die Atemwege und finden in der Aromatherapie, Bädern, Salben und Hautölen Anwendung oder direkt als Gewürze verwendet können Sie uns z. B. bei der Verdauung unterstützen.

Aber auch bei Ätherischen Ölen gilt: Allein die Menge macht das Gift! Deshalb ist eine umsichtige Dosierung absolut wichtig. Es gibt Düfte, die z. B. in der Schwangerschaft wehenfördernd wirken können, u. a. Nadeldüfte. Oder Pfeffer, der die Wirkungsweise homöopathischer Mittel aufhebt.
Hier hilft ein kurzer Blick in gängige Fachliteratur.

Alkaloide

Die uns wohl bekanntesten Alkaloide sind Nikotin von Nicotiana, der Tabakpflanze und Coffein, von Coffea, der Kaffeepflanze.
Die Namen der Alkaloide werden häufig vom Artennamen der Pflanze abgeleitet und mit der Endung ›-in‹ versehen, wie z. B. Coniin von Conium maculatum (Gefleckter Schierling) oder Atropin von Atropa (Tollkirsche).
Sie zeigen starke physiologische Wirkungen auf Menschen und Tiere und gehören zum Teil zu den stärksten bekannten Giftstoffen, welche schon bei schwacher Dosierung gefährliche Vergiftungen oder sogar den Tod herbeiführen können.
Sie sind jedoch bei entsprechend vorsichtiger Anwendung gleichfalls sehr wirksame Heilmittel!

Bitterstoffe

Alle chemischen Verbindungen, die einen bitteren Geschmack aufweisen, werden Bitterstoffe genannt. Bitterstoffe steigern die Magen- und Gallensaftsekretion und wirken deshalb appetitanregend und verdauungsfördernd und regen ebenso die Bauchspeicheldrüse an.

Viele Pflanzen besitzen Bitterstoffe, die entsprechend in der Heilkunde Anwendung finden. Es werden allerdings nur die Pflanzen als Bitterstoffdrogen bezeichnet, welche aufgrund des Geschmacks und der Wirkung therapeutisch eingesetzt werden. Dies sind z. B. Löwenzahn, Engelwurz, Gänseblümchen, Beifuß, Schafgarbe, Wilde Karde und Kriechender Günsel. Enziangewächse, Korbblütler und Lippenblütler enthalten besonders häufig Bitterstoffe.

Gerbstoffe

Im Pflanzenreich sind Gerbstoffe weit verbreitet. Man findet sie in Blättern, Hölzern, Rinden, Früchten und Wurzeln von Bäumen, bevorzugt in Eichenrinde und Walnussblättern, aber auch in vielen Kräutern, z. B. im Wegerich, im Gänsefingerkraut, im Frauenmantel und in Erdbeerblättern.
Besonders gerbstoffreiche Pflanzenfamilien sind Buchen-, Heidekraut-, Rosen- und Storchschnabelgewächse.
In der Heilkunde lassen sich Gerbstoffe hervorragend nutzen, da sie zusammenziehend, entzündungshemmend, antibakteriell und antiviral wirken und Gifte neutralisieren. Dies war auch den Gerbern früher bekannt, weshalb sie Eichenrinde zum Haltbarmachen von Tierhäuten nutzten.

Das Ruprechtskraut, auch Stinkender Storchschnabel genannt, ist eine bekannte Pflanze aus der Frauenheilkunde, da er hormonell ausgleichend wirkt.

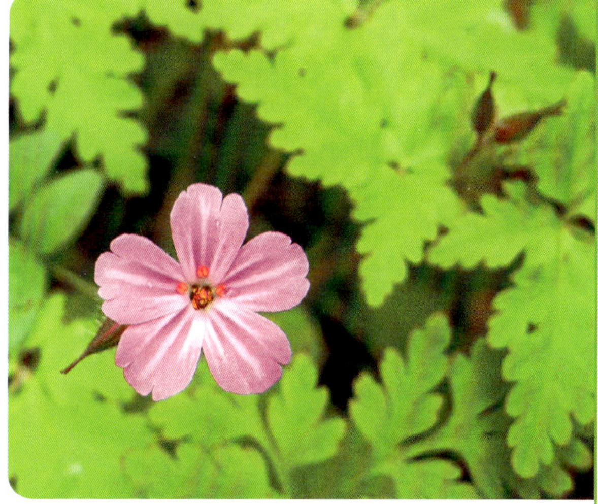

Glykoside

Um wachsen und leben zu können benötigen Pflanzen Kohlenhydrate. Pflanzen können über Photosynthese Kohlenhydrate selbst produzieren. Sie nehmen Sonnenlicht auf und mit Hilfe des Farbstoffes Chlorophyll wird die Lichtenergie dann in Kohlenhydrate umgewandelt.
Damit Pflanzen Kohlenhydrate speichern können, bedienen sie sich spezieller Stoffe, nämlich den Glykosiden. Erst diese Glykoside geben den Pflanzen die Möglichkeit Kohlenhydrate zu speichern.

Glykoside finden sich in vielfacher Form in der Pflanzenwelt. Und nicht nur für Pflanzen erfüllen Glykoside wertvolle Dienste, auch Menschen und Tiere können diese in vielerlei Bereichen heilvoll erfahren.

Hier sind einige Beispiele verschiedener Glykoside aufgeführt:

Cumaringlykoside Diese geben den bekannten Duftstoff Cumarin ab.
Die Pflanzen mit einem größeren Anteil dieses Stoffes, wie der Waldmeister, das Labkraut und der Steinklee, wirken u.a. blutgerinnungshemmend, herzstärkend und erhöhen die Flussrate im Venen- und Lymphsystem.

Flavonoide Hierzu gehören die meisten Blütenfarbstoffe.
Sie haben eine antioxidative Wirkung, senken also u.a. den Säurespiegel im Körper, und sind entzündungshemmend.

Herzglykoside Sie wirken direkt aufs Herz und werden deshalb vor allem bei Herzrhythmusstörungen eingesetzt. Bekannte Pflanzen mit einer größeren Menge an Herzglykosiden sind Fingerhut und Maiglöckchen.

Phenolglykoside Hierzu gehören z.B. Arbutin (Himbeere), welches antibakteriell, und Salicin (Weide), welches schmerzlindernd wirkt.

Saponine Der Name leitet sich von lateinisch sapo = Seife ab und bezieht sich auf die Eigenschaft, dass sie mit Wasser in Verbindung gebracht schäumen. Sie wirken entzündungshemmend und schleimlösend und kommen unter anderem in der Goldrute, dem Gundermann und der Birke vor. Außerdem findet man sie bevorzugt in Gänsefuß-, Nelken- und Primelgewächsen sowie bei den Schmetterlingsblütlern und in Wurzeln, Rinden und Samen verschiedener Baumarten.

Senfölglykoside Sie kommen ausnahmslos in Kreuzblütlern vor und stärken das Immunsystem. Sie sind bekannte Begleiter z.B. vom Wiesen- und Gartenschaumkraut, der Kapuzinerkresse, dem Ackerhellerkraut und dem Hirtentäschel.

Als Haarwuchsmittel ist die Birke in der Volksheilkunde ebenso geschätzt wie auch als bewährtes Mittel zur Unterstützung des Stoffwechsels.

Mineralstoffe

Irreführend werden Mineralstoffe im Alltagsgebrauch oft auch Mineralien oder Minerale genannt. Sie sind lebensnotwendige Nährstoffe, welche der Organismus nicht selbst herstellen kann. Mineralstoffe müssen deshalb über die Nahrung aufgenommen werden.

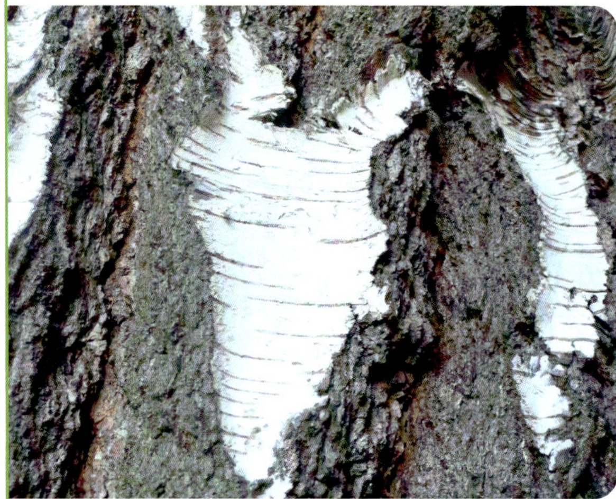

Mineralstoffe sind für eine Vielzahl von Funktionen im Körper verantwortlich. So ist Kalium für die Funktionsfähigkeit aller Zellen aber vor allem für die der Nerven und Muskeln wichtig.
Selen hat eine antioxidative Wirkung und kann zudem Schwermetalle an sich binden. Selen schützt also die Körperzellen vor den Angriffen freier Radikale und stärkt die körpereigene Abwehr.
Die Wichtigkeit der Mineralstoffe wurde erst in den letzten Jahren erkannt.
Und die Lebensmittel, welche eine Vielzahl an Mineralstoffen besitzen sind? Genau: Kräuter und Bäume, und natürlich noch andere Vertreter aus dem grünen Volk, wie z.B. Gräser, Moose und Farne.

Pflanzenfarbstoffe
Sie begegnen uns täglich in vielerlei verschiedenen Tönen, wie z. B. in kräftigem Orange in Karotten, in sattem Rot in Tomaten und in frischem Grün im Brokkoli.
Und wer erfreut sich nicht an den strahlenden und vielfältigen Blütenfarben, die uns von Frühjahr bis Herbst selbst an grauen Tagen verwöhnen!

Früher waren Pflanzen mit ausgeprägtem Farbstoffanteil als Färberpflanze gefragt, vor allem bei Kleidungsstücken und Leder. Heute werden sie nach wie vor eingesetzt, u. a. für Lebensmittel, Kosmetika und Papier.

Nachfolgend sind ein paar Beispiele für Färberpflanzen und ihre Farben aufgelistet:

Johanniskraut	grünlich gelb
Sauerkirsche	grün
Echtes Labkraut	bordeaux
Schafgarbe	gelb
Mädesüß	rötlich gelb
Stieleiche	gelbgrau bis schwarz
Veilchen	violett
Waldmeister	rot

Wer einmal die Schafgarbe gegessen hat wird sich immer an den starken und bitteren Geschmack erinnern: sie besitzt außer Phytohormonen auch viele Bitterstoffe sowie ätherische Öle.

Pflanzenhormone (Phytohormone)
Das Wachstum und die Entwicklung der Pflanze wird über Pflanzenhormone gesteuert und koordiniert. Die Pflanzenhormone sind sozusagen das Nervensystem der Pflanze, indem sie Informationen zwischen den pflanzlichen Geweben austauschen und auf äußere ökologische Einflüsse eine spezifische Reaktion bewirken.

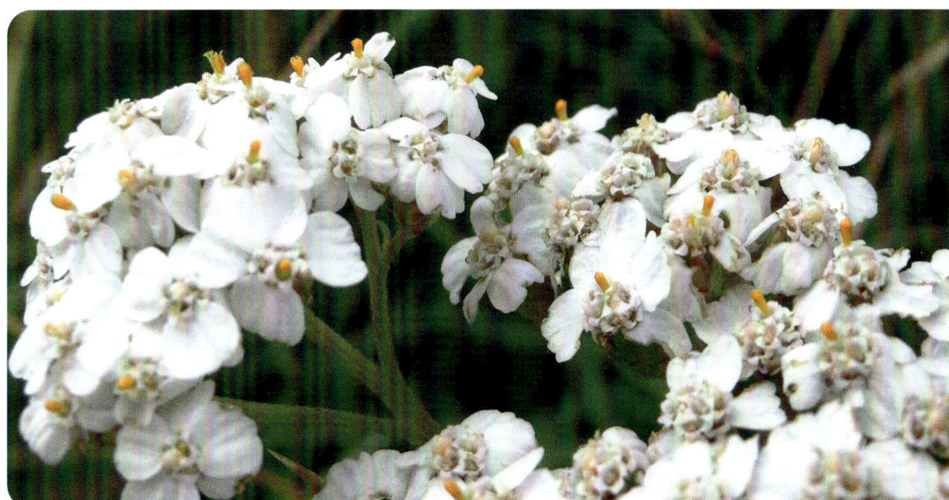

Die Pflanzenhormone steuern und koordinieren das Wachstum von Wurzeln, Sprossen und Blättern, die Entwicklung von Samen und Früchten, Ruhepausen und viele andere Prozesse.
Phytohormone kommen in allen Pflanzen vor, normalerweise jedoch in einer geringen Menge.
Pflanzen mit einem bedeutenden Gehalt an Phytohormonen sind z. B. Rotklee, Schafgarbe, Hopfen, Brennnessel und die Yamswurzel. Diese Pflanzen wurden früher in der Heilkunde zur Regulierung des Hormonhaushalts genutzt.
Neuerdings finden sie wieder vermehrt Achtung und Interesse in der Behandlung bei Regel- und Wechseljahrsbeschwerden und auch in der Krebstherapie! Denn der hohe Anteil an Phytoöstrogenen, z. B. im Rotklee, hemmt das Wachstum von hormonabhängigen Krebszellen (Brust-, Prostata- und Gebärmutterkrebs).

Schleimstoffe (Polysaccharide)
Schleimstoffe gehören zur Gruppe der Kohlenhydrate und besitzen die spezielle Eigenschaft, dass sie Wasser aufnehmen können und dann schleimartige Kolloide und Gele bilden.

Diese Pflanzenschleime sind uns bestens bekannt u. a. vom Leinsamen, welcher leicht anregend auf den Darm wirkt und somit schwach abführend ist. Zudem hat er eine beruhigende und entzündungshemmende Wirkung.
Diese Eigenschaften lassen sich hervorragend für andere Einsatzbereiche nutzen, wie z. B. bei Reizungen und Entzündungen der Atemwege. Schleimstoffe können außerdem Giftstoffe aufsaugen, deshalb hat man in früherer Zeit den Gundermann bei Schwermetallvergiftungen eingesetzt. Schleimstoffhaltige Pflanzen neben dem Leinsamen sind Spitzwegerich, Huflattich und Lindenblüten.

Sekundäre Pflanzenstoffe (Phytamine)
Man hört immer wieder den Begriff der Sekundären Pflanzenstoffe. Wenn man sich dann in das Thema einliest kann es sein, dass am Anfang erst einmal Verwirrung entsteht. Deshalb möchte ich hier zwei wichtige Informationen weitergeben:

Zu den Sekundären Pflanzenstoffen gehören u. a. Alkaloide, Carotinoide, Flavonoide, Glykoside und Saponine, also Wirkstoffgruppen, die wir bereits kennengelernt haben. Das heißt, dass unter dem Begriff Sekundäre Pflanzenstoffe verschiedene Wirkstoffgruppen zusammengefasst sind.

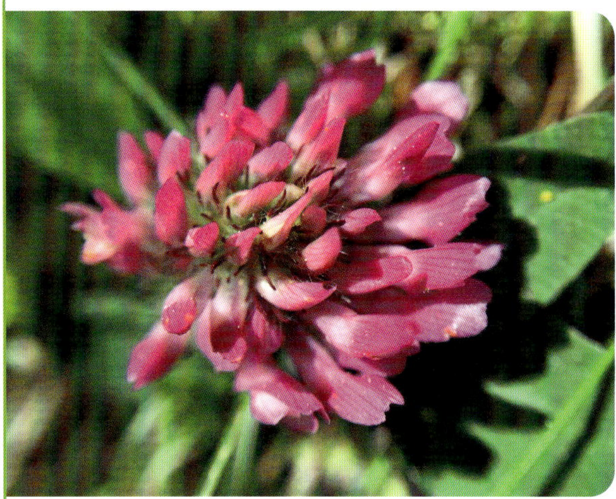

Die im Rotklee enthaltenen Isoflavonoide, auch Phytoöstrogene genannt, helfen Frauen bei Wechseljahresbeschwerden.

Primäre Pflanzenstoffe, wie z. B. Kohlenhydrate, sind direkt am Wachstum bzw. am Energiestoffwechsel einer Pflanze beteiligt.
Aus wissenschaftlicher Sicht werden Wirkstoffgruppen deshalb unter dem Begriff Sekundäre Pflanzenstoffe zusammengefasst, da diese für Pflanzen zwar wichtig sind, aber als nicht lebensnotwendig eingestuft werden - daher sekundär.
Sekundäre Pflanzenstoffe helfen der Pflanze u. a. zur Vertreibung von Fressfeinden, haben somit ebenfalls eine wichtige Aufgabe zur Erhaltung der Pflanze. Mit Farb- und Aromastoffen (z. B. Ätherischen Ölen) locken sie wiederum pollenverbreitende Insekten und samenverbreitende Früchtefresser an.

Für Mensch und Tier sind viele dieser Sekundären Pflanzenstoffe lebensnotwendig, da sie nicht selbst vom Körper produziert werden können.

Wie Sekundäre Pflanzenstoffe im naturheilkundlichen Bereich wirken zeigen diese Beispiele:

Herzglykoside	Roter Fingerhut – Therapie bei Herzinsuffizienz
Sulfide	Knoblauch – verhindert Thrombosen
Carotinoide	Grünblättriges Gemüse – Hemmung der Krebsentstehung
Flavonoide	Brennnessel und Löwenzahn – antioxidativ
Phytohormone	Rotklee – hormonregulierend und krebsverhindernd

Vitamine
Vitamine sind essentiell, also lebensnotwendig. Sie wirken schon in kleinen Mengen, weswegen der Bedarf gering ist - außer bei Vitamin C. Hier liegt der Tagesbedarf etwas höher.
Vitamine muss der Mensch mit der Nahrung aufnehmen, da er sie nicht selbst im Körper bilden kann. Ausnahmen sind Vitamin D, das bei ausreichendem Sonnenlicht direkt in der Haut gebildet wird, und die Vitamine B12 und K2, welche Darmbakterien bei einer gesunden Darmflora produzieren.

Jedes einzelne Vitamin erfüllt bestimmte Aufgaben. Prinzipiell sind sie für die Regulierung der Verwertung von Kohlenhydraten, Proteinen und Mineralstoffen zuständig. Sie stärken das Immunsystem und sind beim Aufbau von Zellen, Blutkörperchen, Knochen und Zähnen unverzichtbar.
Pflanzen sind wahre Vitaminbomben, weshalb sie so (lebens)wichtig in unserer Ernährung sind.

Ein kleines Beispiel für die Vielseitigkeit und den Wirkungsumfang von Vitaminen soll anhand der Brennnessel und der Rotbuche gezeigt werden:

Die Brennnessel enthält viel Vitamin A, B2, B5, E, K und H, die Rotbuche Vitamin B6 und C.
Vitamin A ist wichtig für Haut und Schleimhäute, wirkt antioxidativ, bindet freie Radikale und wirkt somit krebsvorbeugend.
Vitamin B2 und B5 regulieren den Stoffwechsel und entschlacken den Körper.
Vitamin E reguliert den Cholesterinspiegel und wirkt ebenfalls antioxidativ.
Vitamin K ist für die Blutgerinnung zuständig.
Vitamin H stärkt Haut und Haare.
Vitamin B6 stärkt das Abwehrsystem und die Nerven
Vitamin C stärkt das Immunsystem.

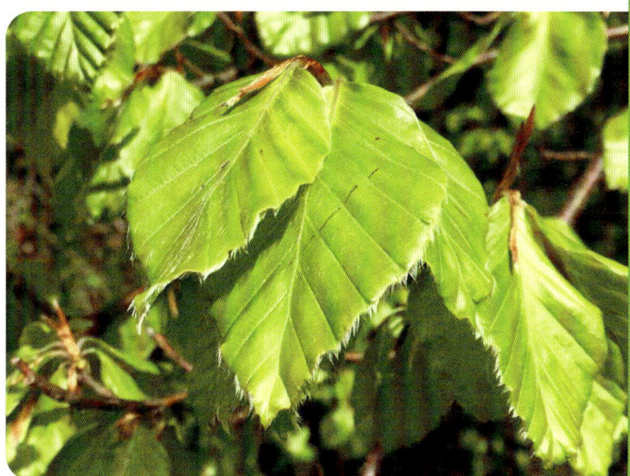

Früher diente die Rotbuche nicht nur den Tieren als Nahrung. Auch Menschen griffen in Notzeiten auf Buchenblätter und Bucheckern zurück.

Giftpflanzen

Es gibt in der Pflanzenwelt wohl wenige Bereiche die so heiß diskutiert werden wie das Thema Giftpflanzen. Vieles beruht hier auf Unwissenheit, oft auch auf Hysterie, und trägt zur allgemeinen Berührungsangst mit Pflanzen bei. Denn wer kennt sie nicht, die Geschichte von Sokrates, dem griechischen Philosophen, der mit dem Schierlingsbecher hingerichtet wurde? Kaiser Claudius wurde von seiner Frau Agrippina mit einer tödlichen Dosis des Eisenhuts ins Jenseits befördert.
Auf der anderen Seite gibt es unzählige Pflanzen, deren Toxizität zur Heilung genutzt wird, wie z. B. die Tollkirsche (Belladonna), die mittlerweile in vielen Haushalten in Globuliform Einzug gehalten hat.
In der Krebstherapie wird zunehmend und mit Erfolg die Eibe eingesetzt (Taxus baccata), denn der darin enthaltene Stoff Taxan hemmt die Zellteilung und damit auch das Tumorwachstum.

Es gibt selbstverständlich die Möglichkeit sich Wirkungsweisen von Giftpflanzen zunutze zu machen, wie z. B. die der Hahnenfußgewächse.
Hahnenfußgewächse wurden früher genutzt, um giftige oder unverträgliche Stoffe schnell aus dem Körper auszuleiten, denn sie wirken abführend. Allerdings ist hier von Selbstversuchen abzuraten, da manche Pflanzen in geringer Dosierung bereits tödlich sein können.
Bei wild lebenden Tieren kann man immer wieder beobachten, dass sie ab und zu giftige Pflanzen zu sich nehmen. Sie wissen instinktiv, welches Kraut oder welcher Baum ihnen bei gewissen Befindlichkeiten helfen können.

Auch ich selbst habe einmal eine ähnliche Erfahrung gemacht: Ich litt an einer Lymphdrüsenschwellung im Halsbereich, und eine Mandel war entzündet. Mein Arzt gab mir ein homöopathisches Mittel, was mir gut half. Aber die Schwellung wollte nicht ganz abklingen.

Ich war wieder einmal im Garten und aß ein bisschen von meinen Kräutern, da nahm ich plötzlich die Akelei (ebenfalls ein Hahnenfußgewächs) wahr. Diese Pflanze wächst bei uns überall im Garten und bisher war sie für mich einfach eine schöne, grazile Pflanze gewesen, an der ich mich erfreuen konnte. Aber jetzt hatte ich das Bedürfnis von ihr zu kosten.
Also aß ich ein paar Blätter und Blüten. Am nächsten Tag ging ich wieder in den Garten, und wieder hatte ich den Wunsch, ein paar Pflanzenteile von der Akelei zu essen. Am dritten Tag war meine Schwellung am Hals deutlich zurückgegangen. Zwei Tage später war sie komplett verschwunden.

Einige Wochen darauf entdeckte ich in einem Pflanzenbuch von Hildegard von Bingen, dass sie die Akelei als Heilpflanze nutzte, um u. a. Lymphdrüsenschwellungen im Halsbereich zu kurieren!
In einem aktuellen Pflanzenbestimmungsbuch der heutigen Zeit wurde die Akelei wiederum so beschrieben: ›Bisher wurden nur sehr selten Vergiftungen...beobachtet.‹ Und weiter: ›Veraltet und überhaupt nicht empfehlenswert ist die Nutzung wie in der Volksheilkunde...beschrieben.‹
Wie immer liegt die Wahrheit wohl dazwischen.

Ich möchte selbstverständlich aufs Höchste vor Eigenexperimenten mit sogenannten Giftpflanzen warnen, denn je nach Pflanzenart ist der Grat zwischen Heil- und Giftpflanze sehr schmal. Es ist mir jedoch ein Anliegen, eine Offenheit gerade gegenüber diesen Pflanzen zu bewahren, denn sie sind genauso Geschöpfe von Mutter Natur wie unsere klassischen Heil- und Nutzpflanzen.

Die Tollkirsche ist eine der bekanntesten Pflanzen aus der Homöopathie, hier begegnet sie uns unter dem Namen Belladonna.

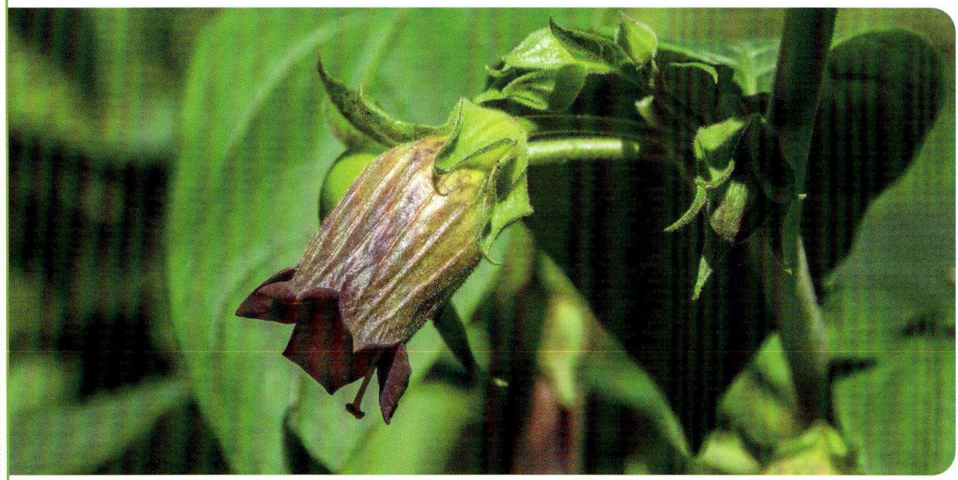

Anbei folgen ein paar Beispiele für Giftpflanzen, die noch in der Natur zu finden sind: Adonisröschen, Eibe, Eisenhut, Engelstrompete, Fingerhut, Goldregen, Herbstzeitlose, Hundspetersilie, Lebensbaum, Maiglöckchen, Riesenbärenklau, Schierling, Tollkirsche, Tollkraut.

Homöopathie

Die Homöopathie ist ein weiterer sehr wichtiger Aspekt in der Pflanzenheilkunde. Diese von Samuel Hahnemann (1755-1843) begründete Regulationstherapie unterstützt den Körper nochmals in einer ganz anderen Art und Weise, als es über die direkte Einnahme von Pflanzenteilen möglich wäre.
›Ähnliches möge mit Ähnlichem geheilt werden‹ war der Leitspruch von Hahnemann. Das heißt, ein Arzneimittel, das im gesunden Organismus Symptome hervorruft, soll eine Krankheit mit ähnlichem Symptombild heilen können.
Homöopathische Mittel wurden am gesunden Menschen geprüft. Man notierte auftretende körperliche, geistige und emotionale Veränderungen der Testpersonen. Und behandelnde Ärzte und Heilpraktiker ergänzten die so entstandenen Aufschriebe in den darauffolgenden Jahren.

Die klassische Homöopathie wendet nur jeweils ein Arzneimittel an, da nur dieses am gesunden Menschen geprüft und in seinen Wirkungen bekannt ist. In der Praxis haben sich aber über lange Jahre auch durchaus Kombinationen mehrerer Einzelmittel ähnlicher Wirkungsrichtung (auch Komplexmittel genannt) bewährt, die von der pharmazeutischen Industrie in großer Anzahl angeboten werden. Sie decken ganze Beschwerdebilder ab und erleichtern die Verordnung.

Erstverschlimmerungen zu Beginn einer Behandlung werden als ›Heilreaktion‹ gedeutet. Diese klingen jedoch meist schnell wieder ab.
Die Homöopathie verwendet bei den Pflanzen frische und getrocknete Pflanzenteile , die nach verschiedenen Vorschriften verarbeitet werden. Man bezeichnet sie als Urtinkturen. Diese dienen als Grundlage zur stufenweisen Bereitung von Verdünnungen mit einem Alkohol-Wasser-Gemisch. Der Buchstabe D kennzeichnet Verdünnungen im Verhältnis 1:10, der Buchstabe C Verdünnungen im Verhältnis 1:100. Die hinzugefügte Zahl gibt die Anzahl der Verdünnungsschritte an. Außer Pflanzenteilen finden sich in der Homöopathie auch Tiere, Metalle, Salze und andere Stoffe. Die Verabreichung ist über Dilutionen (in Tropfenform), Tabletten, Globuli, Verreibungen, Ampullen und Salben möglich. Die Homöopathie ist mittlerweile, und zu Recht, fester Bestandteil bei der Behandlung von körperlichen und emotionalen Krankheitsbildern, sowohl im akuten als auch im chronischen Bereich.
Es ist schön zu sehen, dass Pflanzen sich hier gleichfalls mit ihrer wundervollen Heilkraft gezielt einsetzen lassen.

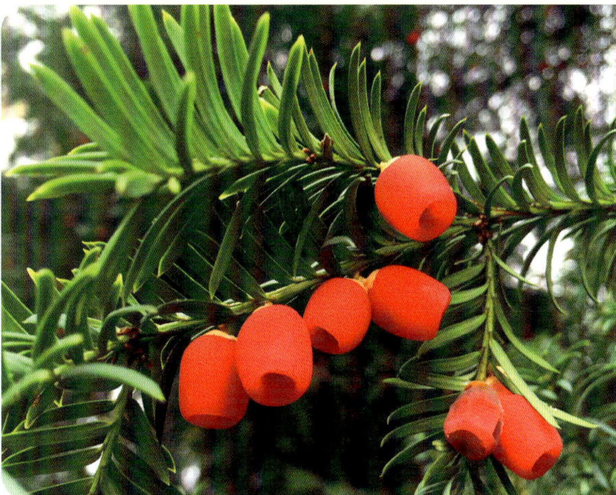

Die ansonsten giftige Eibe hält eine kleine Überraschung für uns bereit: die roten Beeren sind essbar! Allerdings muss man den darin enthaltenen Kern ausspucken. Dieser ist ebenfalls giftig und darf nicht geschluckt werden!

Arten der Zubereitung und Anwendung

Wenn ich über die Einsatzmöglichkeiten und das Wirkungsspektrum von Heilpflanzen nachdenke kommt mir die Formulierung ›das Land der unbegrenzten Möglichkeiten‹ in den Sinn. Angefangen über die Klassiker wie Alkohol- und Ölauszüge, Salben, Sprays, Massageöle und Duftkissen bis hin zu Umschlägen, Kompressen, Bäder, Tees, Inhalationen, Frischsäfte und Smoothies.
Diese Liste ließe sich beliebig weiterführen, da es noch viele weitere Möglichkeiten und Abwandlungen derer gibt.

Das Schöne ist, dass jeder für sich seine Favoriten und Vorlieben herausfinden kann! Einen Teil der Anwendungsmöglichkeiten und auch eine Vielzahl der Pflanzen werdet Ihr in diesem Buch kennenlernen, um dann daraus das ganz eigene und individuelle Gesundheitspaket zu schnüren. Und im Anschluss gebt Ihr mir sicher recht: es ist tatsächlich ein Land der unbegrenzten Möglichkeiten!

Viel Freude und Erfüllung wünsche ich Euch auf Eurem Wege!

Gänseblümchen – der Frühlingsbote

›Er liebt mich, er liebt mich nicht. Er liebt mich, er liebt mich nicht...‹ So klingt es noch aus unseren Kindertagen herüber: Die weißen Blütenblätter abzupfend und hoffend, dass das letzte Blütenblatt mit ›...er liebt mich‹ endet!

Das Gänseblümchen wurde schon von unseren Großeltern gerne als Orakel genutzt. Aber die Bedeutung und Wichtigkeit dieser Pflanze geht schon in eine viel frühere Zeit zurück: Die Germanen sahen im Gänseblümchen die Augen des Gottes Baldur, welcher für seine Güte, Reinheit und Schönheit geehrt wurde. Geweiht wurde das Blümchen jedoch der Frühlingsgöttin Ostara. Dies lässt sich gut nachvollziehen, sind die ersten Gänseblümchen doch bereits kurz nach der Schneeschmelze als leuchtend weiße Punkte auf dem frischen Grün der Wiesen zu bewundern.
Und so wird es noch heute mit allerlei schönen Namen bedacht, wie Maßliebchen, Augenblümchen, Himmelsblume, Sonnenblümchen, Maiblume, und Tausendschön.

Dieser Frühlingsbote ist auch eine beliebte Zutat zur Herstellung der Frühlingssuppe. Doch hat dies nicht nur symbolischen Charakter: das Gänseblümchen ist aufgrund seiner Inhaltsstoffe, wie ätherische Öle, Bitter- und Gerbstoffe, ein Heilkraut, welches den Stoffwechsel anregt und so über die Frühjahrsmüdigkeit hinweghilft.
Dies ist jedoch erst der Beginn einer Fülle von Einsatzmöglichkeiten im heilkundlichen Bereich: Tee und Saft bei Husten, inneren Blutungen, eine Tinktur innerlich angewandt bei der bereits erwähnten Frühjahrsmüdigkeit, äußerlich genutzt bei rheumatischen Schmerzen und Verrenkungen, das zerquetschte Kraut zur Wundbehandlung und bei Hautkrankheiten. Wir können davon ausgehen, dass das Gänseblümchen noch in anderen Bereichen eingesetzt werden kann.

So ein kleines Pflänzchen mit so viel vitaler Lebenskraft: wenn noch andere Kräuter ihren Winterschlaf halten sieht man bereits die leuchtenden Blütenköpfe des Gänseblümchens unsere Wiesen schmücken.

Warumheutzutage das Gänseblümchen nur noch eher in Ausnahmefällen in der Heilkunde Anwendung findet hat folgenden Hintergrund: Im 18. Jhdt. verbreitete sich die falsche Aussage, dass das Gänseblümchen für Abtreibungen verwendet werden könne.

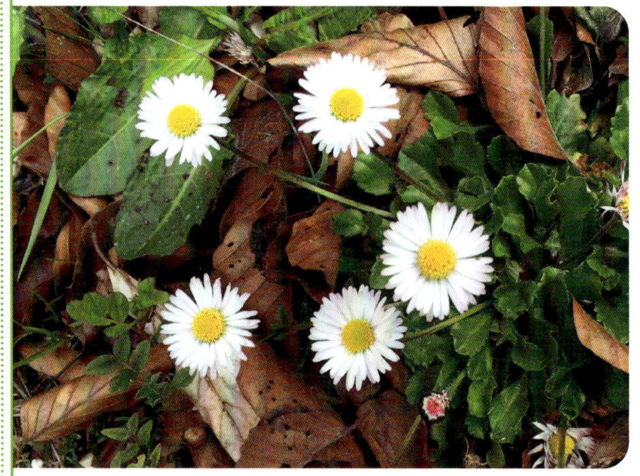

Dies führte fast zu seiner Ausrottung. Es ging im Zuge dessen viel des Wissens über seine Heilwirkung verloren und seine frühere vielseitige Nutzung als Heilpflanze konnte es bis heute nicht wiedererlangen.
Die gute Nachricht ist, dass die Wichtigkeit des Gänseblümchens als Heilpflanze nun wieder vermehrt wahrgenommen wird. So hat der Verband der Heilkräuterfreunde Deutschlands das Gänseblümchen zur Heilpflanze des Jahres 2017 gekürt!
Einen passenden botanischen Namen besitzt es jedenfalls schon: bellis perennis (lateinisch bellis = schön und perennis = mehrjährig). Die weißen und weiß-rötlichen Strahlenblüten sind immer einen Moment des Verweilens und Bewunderns wert.

Wenn Ihr das nächste Mal einem Gänseblümchen begegnen wisst Ihr nun etwas mehr über diese kleine, hübsche und doch so wirkungsvolle Pflanze. Und noch ein Tipp: Es heißt, wer die ersten drei Gänseblümchen im Frühjahr isst, wird das restliche Jahr von Zahnschmerzen, Augenbeschwerden und Fieber verschont.
Einen Versuch ist dies sicher wert!

Hasel – die Vielseitige

In Vorbereitung auf diesen Artikel wurde mir schnell klar, worin die eigentliche Herausforderung lag: es gibt einige Pflanzen, welche uns Menschen schon sehr lange begleiten und darum sowohl in unserer Kultur, in Geschichten und Mythen und auch in der Heilkunde so nahe sind. Die Hasel gehört hier zweifelsohne dazu, denn bei der Vielzahl an Informationen - die man über sie finden kann - ist es schwierig, sich auf das Wesentliche zu beschränken. So ist meine Reise zur Hasel auch nur ein kleiner Einblick in das umfangreiche Wissen um diesen Strauch, und auch um die Mystik, die sich dahinter - oder sollte ich vielmehr sagen - darin verbirgt…

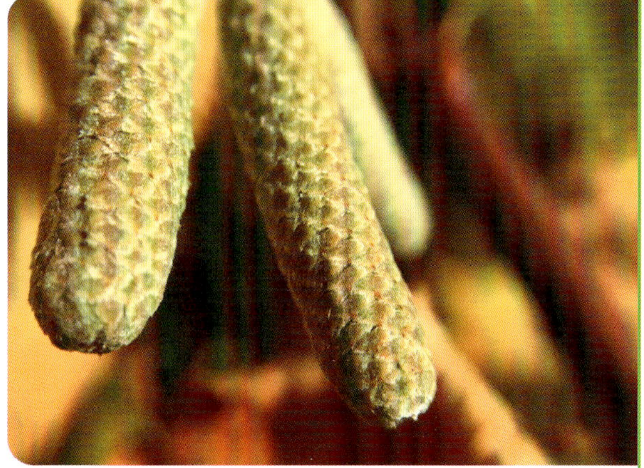

Bei der Reise durch die Geschichte findet sich für die Hasel der botanische Name Corylus, welcher sich auf die Form der um die Nuss liegenden Fruchthülle bezieht. ›Corys‹ heißt im Griechischen Maske, denn die Griechen empfanden diese Fruchthülle, welche mit ihrem zerrissenen und gezähnten Rand die Nuss umschließt, als maskenartig. Aber nicht nur bei den Griechen taucht die Hasel auf. Die Chinesen und unsere Vorfahren nutzten die biegsamen Äste zum Auffinden von unterirdischen Wasseradern. Auch heute noch ist die Hasel eine der begehrten Zweige für Wünschelrutengänger und Geomanten. Der Gebrauch der Haselnuss in der Volksheilkunde ist nahezu in Vergessenheit geraten. Das eine oder andere Kräuterweiblein kennt noch die schweißtreibende Wirkung der Blütenkätzchen, welche in Erkältungstees ihre wunderbare Heilkraft entfalten. Dafür findet das Haselnussöl (bitte kalt gepresst) wieder mehr und mehr in die Haushalte zurück. Denn es ist nicht nur schmackhaft und verfeinert unsere Speisen, es hat den höchsten Anteil unserer heimischen Pflanzen an ungesättigten Fettsäuren und kann mit Vitamine B, E, Mangan, Kalzium und anderen wertvollen Vitaminen und Mineralstoffen aufwarten. Äußerlich verwöhnt das Haselnussöl unsere Haut mit seinen entzündungshemmenden, beruhigend und gewebefestigenden Eigenschaften. Ich nutze es deshalb gerne für Frauen, die mich um ein Öl begleitend für Schwangerschaften bitten bzw. auch ein Hautpflegeöl. welches die Gesichtshaut glättet und entspannt.

Die Haselkätzchen helfen übrigens auch Tieren bei Husten bzw. Erkrankungen der Lunge. Hier sollte jedoch natürlich in jedem Fall ein Tierarzt oder Tierheilpraktiker hinzugezogen werden.

Im Rahmen meiner letztjährigen Messungen von Phytohormonen in Bäumen habe ich noch etwas Anderes, Spannendes bei der Hasel entdeckt: In allen Messungen, auch in den verschiedenen Pflanzenteilen, konnte Histamin nachgewiesen werden. Dies ist für viele Allergiker eigentlich nichts Neues, da für viele jetzt bereits - dank der frühblühenden Hasel - die ersten Heuschnupfensymptome in Erscheinung treten.

Freunde und Kunden hatten letztes Jahr mit der Einnahme der Brennnessel, welche ebenfalls viel Histamin enthält, gute Erfahrungen bei Heuschnupfen gemacht. Denn frische Brennnessel in kleinen Mengen eingenommen ließ Symptome wie Augentränen, Niesattacken und Schnupfennasen verschwinden. Mit der Hasel wäre dies vielleicht auch einen Versuch wert! Wer weiß, vielleicht erlebt die Hasel gerade durch die modernen, wissenschaftlichen Methoden eine neue Chance, ihre Heilkraft unter Beweis zu stellen und uns Menschen in naher Zukunft wieder vertrauter und näher zu sein, als sie in den letzten Jahrzehnten war.

Ich freue mich auf die vielen neuen Entdeckungen, die ich in den kommenden Jahren mit unseren heimischen Pflanzen noch machen darf. Denn die Geschenke unserer Natur sind so vielfältig und lassen mich immer wieder auf's Neue staunen.

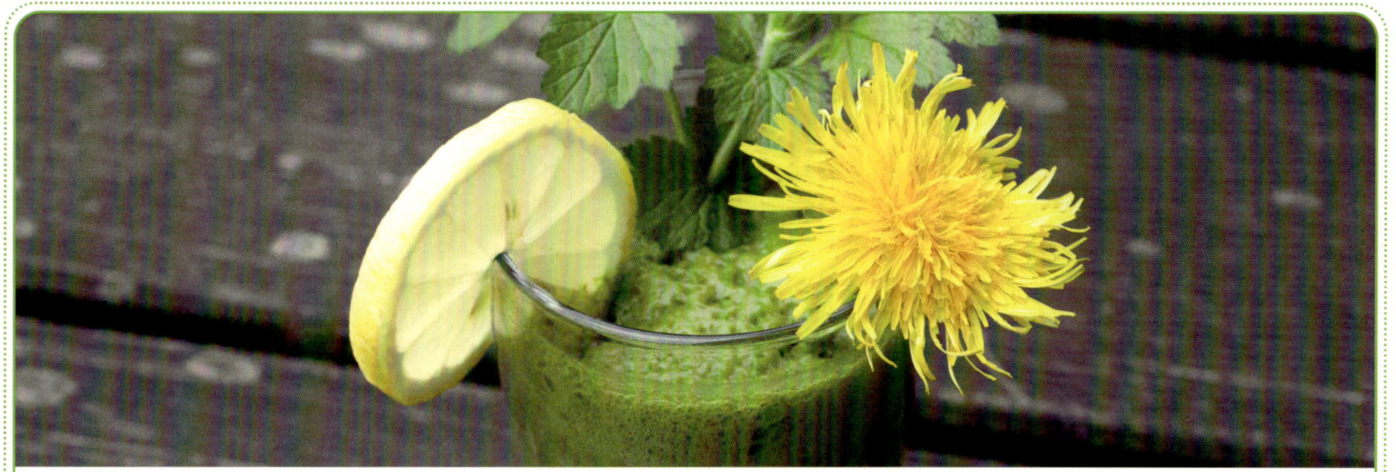

Heilpflanzen in unserer Ernährung

In den letzten Jahren hat sich in unserer Ernährung so einiges getan: in der Küche von Privathaushalten und selbst in Restaurants werden wieder vermehrt Heilkräuter verwendet. Ob nun Kräuter oder Blätter von Bäumen - es lassen sich leckere und abwechslungsreiche Salate, Suppen, Brote, Gemüse, Desserts und vieles mehr kreieren und genießen. Im Folgenden möchte ich auf eine zusätzliche geschmackvolle Variante, Heilpflanzen in unsere Ernährung zu integrieren, eingehen.

Urkraft Smoothies – Grüne Smoothies

Die Geschichte der Smoothies ist mittlerweile fast legendär! Das Wort Smoothie entstand in den 50er Jahren aus der Health-Food-Bewegung in Südkalifornien. Richtig bekannt wurden die Smoothies, damals noch die Bezeichnung für ein Ganzfruchtgetränk (Fruchtmark inkl. Kerne), durch Stephen Kuhnau. 1973 eröffnete er einen Health-Food-Shop in New Orleans und begann, Energy-Drinks und Nahrungsergänzungsmittel zu verkaufen. Kuhnau litt laut eigenen Angaben an Lebensmittelallergien und Diabetes mellitus. Er begann, frische Früchte und verschiedene Lebensmittelzusatzstoffe zu mischen, um seine Symptome zu lindern. Sein Gesundheitszustand verbesserte sich dadurch erheblich. 1987 gründete er mit seiner Frau Cindy das Franchising-Unternehmen ›Smoothie King‹. In den nachfolgenden Jahren folgten weitere Gründungen von Mitbewerbern. Seitdem freunden sich immer mehr Menschen mit den Smoothies an.

Es gibt verschiedene Arten von Smoothies:
- Smoothies nur aus Früchten bestehend.
- Smoothies, die auf Joghurt-, Kefir- oder Milchbasis hergestellt werden.
- In den USA sind Smoothies mit Nahrungsergänzungsmittel, wie Proteine, Vitamine und Mineralstoffe beliebt. Diese werden Booster genannt.

Der entscheidende Durchbruch der Smoothies kam aber mit und durch Victoria Boutenko. Victoria Boutenko, eine aus Russland stammende US-Amerikanerin, versuchte mit ihrer Arbeit als Rohkost- und Gesundheitsexpertin vergebens, den Menschen die Wichtigkeit von frischem Obst und Gemüse nahe zu bringen.
Durch ihre Kreation des Grünen Smoothies im Jahr 2004 gelang ihr innerhalb kurzer Zeit, was ihr in den vielen Jahren zuvor nicht gelungen war: Freunde und Kursteilnehmer blieben über längere Zeit hinweg bei einer gesünderen Ernährung, basierend auf Grünen Smoothies. Heute trinken mehr Menschen Grüne Smoothies als es Rohköstler gibt!

Was es mit dem Blattgrün auf sich hat

Chlorophyll ist der wichtigste Nahrungsbestandteil aller uns zur Verfügung stehenden Lebensmittel! Chlorophyll, auch als Blattgrün bezeichnet, ist chemisch gleich aufgebaut wie unser roter Blutfarbstoff (Hämoglobin), nur enthält Chlorophyll Magnesium, das Hämoglobin dagegen Eisen. Hämoglobin gibt dem Blut seine rote Farbe, Chlorophyll macht Pflanzen grün. Mithilfe der Photosynthese wandelt Chlorophyll Licht in Kohlenhydrate um und liefert dadurch der Pflanze die nötige Wachstumsenergie. Und was bedeutet dies für uns Menschen?

In den letzten Jahren stieg das Bewusstsein, dass die zunehmende Zahl an chronischen Erkrankungen, sowohl im körperlichen als auch im psychischen Bereich, maßgeblich von einer gesunden Ernährung abhängt. Dass wir Menschen im Durchschnitt nicht genügend Blattgrün zu uns nehmen, ist seit langem bekannt. Um heraus zu bekommen, inwieweit Chlorophyll und chlorophyllreiche Pflanzen auf unseren Körper, unser Immunsystem, ja selbst unsere Gefühle, wirken, wurden etliche Studien durchgeführt. Mit erstaunlichem Ergebnis!

Chlorophyll steigert alle Lebensfunktionen! Chlorophyll bindet Gifte, wie z. B. Blei und Quecksilber, und entfernt diese aus unserem Körper. Es fördert die Wundheilung und Durchblutung und enthält ein wahres Feuerwerk an aktiven Wirkstoffen, Eiweißen, Fettsäuren und Pflanzenhilfsstoffen. Und neueste Forschungsergebnisse in der Krebstherapie berichten, dass Chlorophyll im Abtöten von Darmkrebszellen zehnmal wirksamer ist als herkömmliche Chemotherapeutika. Besonders bemerkenswert ist, dass selbst große Mengen von Chlorophyll keinerlei schädigende Auswirkungen auf den Menschen haben. Und mit Hilfe von Chlorophyllen wird der Körper mit Sauerstoff angereichert, was wiederum die Krebsgefahr reduziert, denn Krebszellen vermehren sich nur im sauerstoffarmen Zellmilieu.

Chlorophylle sind nicht nur gesundheitserhaltend, sie können sogar degenerative Prozesse im Körper stoppen und einen Heilungsprozess in Gang setzen! Ich selbst freue mich an der Vorstellung, dass ich durch das Blattgrün in den Grünen Smoothies Sonnenlicht in flüssiger Form genießen kann.

Dass der Löwenzahn ein Kraut erster Wahl für einen Grünen Smoothie ist zeigt sich im botanischen Namen. ›Tarakshaqum‹ stammt aus dem Arabischen und bedeutet Bitteres Kraut.

Was es mit den freien Radikalen und Antioxidantien auf sich hat

Warum wir nun trotz dieses Wissens nicht vermehrt auf Pflanzen in unserer Ernährung mit ihrer Vielzahl an Vital- und Heilkräfte zurückgreifen hat einen wesentlichen Grund: das ist der bittere Geschmack! Vielleicht erinnert Ihr Euch an das zuletzt gekostete Löwenzahnblatt, und wie sich beim Kauen der Gaumen zusammengezogen hat?!

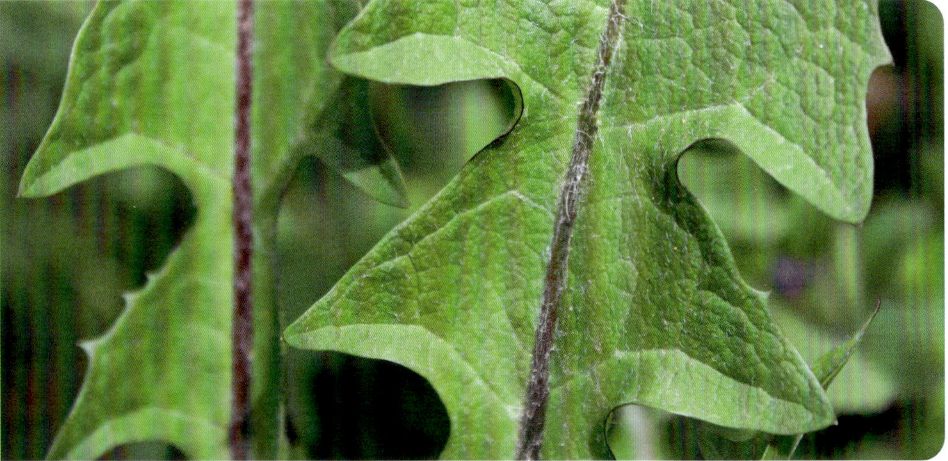

Aber genau das, was wir als bitter empfinden, ist ein besonders wichtiges Element in einer gesunden Ernährung: die Antioxidantien. Zu den Antioxidantien zählen Vitamine, Mineralstoffe und Sekundäre Pflanzenstoffe. Diese Stoffe verhindern in unserem Körper, dass Zellen zu Schaden kommen! Was passiert nun in unserem Körper?

Durch nicht naturbelassene Ernährung und Stress (!) entstehen freie Radikale. Freie Radikale sind sauerstoffhaltige Moleküle, die gefährlich instabil sind, weil ihnen in ihrer chemischen Struktur ein Elektron fehlt.

Daher versuchen sie, ein passendes Elektron zu finden, um wieder vollständig zu werden. Bei dieser Suche greifen sie recht rücksichtslos auf andere Moleküle zu und entreißen ihnen das benötigte Elektron. Dies ist die sogenannte Oxidation. Findet dies in erhöhtem Maße im Körper statt entsteht oxidativer Stress. Denn dem bestohlenen Molekül fehlt nun ein Elektron. Und so versucht dieses, ebenfalls wieder an das fehlende Teilchen zu kommen. Auf diese Weise entsteht eine gefährliche Kettenreaktion, woraus folgende gesundheitliche Probleme entwachsen können, wie

- faltige und graue Haut
- Schlaganfall
- Venenschwäche und Krampfadern
- Demenz
- Bluthochdruck
- Gelenkbeschwerden, wie z. B. Arthritis
- Herz-Kreislauf-Erkrankungen
- Degenerationserscheinungen der Augen
- Krebs

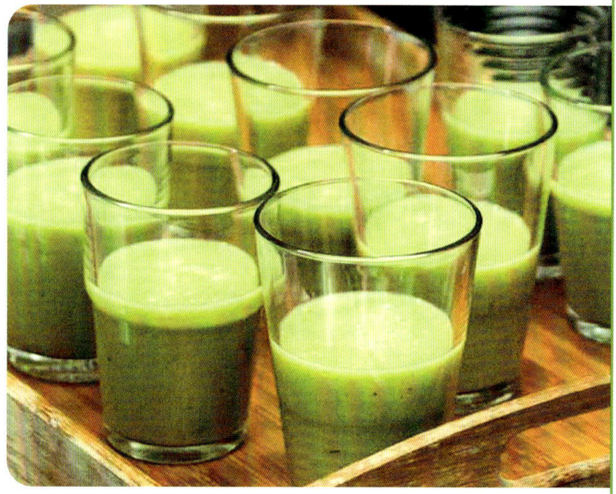

Es gibt etwas, das diese Kettenreaktion durchbrechen bzw. verhindern kann: die Radikalfänger, wie die Antioxidationen auch genannt werden. Denn die Antioxidantien geben freiwillig ein gewünschtes Elektron an die freien Radikalen ab. Somit bleiben die anderen Zellen geschützt. Antioxidantien wiederum werden selbst nie zu einem freien Radikal, da sie durch eine chemische Reaktion wieder in ihren ursprünglichen Zustand zurückgesetzt werden.

Für mich beginnt der Tag immer mit einem Grünen Smoothie. Und viele, die das ebenfalls ausprobiert haben, bestätigen mir dies: die Grünen Smoothies machen süchtig!

Was es mit den Sekundären Pflanzenstoffen auf sich hat

Sekundären Pflanzenstoffen kommt eine besondere Bedeutung zu. Die verschiedenen Substanzen wie Flavonoide, Carotinoide, Alkaloide und andere werden auch als bioaktive Stoffe bezeichnet, weil sie teilweise sehr starke biochemische Wirkungen entfalten können. Der Pflanze dienen sie in erster Linie als Abwehrstoffe gegen Fressfeinde und Krankheitserreger. Andererseits locken sie als Farb- und Aromastoffe Insekten und Früchtefresser an und sorgen damit für die Weiterverteilung von Pollen und Samen.
In der Naturheilkunde findet man Sekundäre Pflanzenstoffe wegen ihrer starken Heilwirkung wieder. Beispielsweise wirken Saponine und Flavonoide entzündungshemmend, Carotinoide hemmen die Krebsentstehung, Herzglykoside werden in der Therapie der Herzinsuffizienz eingesetzt und Polysaccharide regen das Immunsystem an.

Die Blätter der verschiedenen Pflanzenarten enthalten in unterschiedlichem Maße Sekundäre Pflanzenstoffe. In großen Mengen können diese giftig sein, in kleinen Dosen richten sie jedoch keinen Schaden an, sondern stärken z. B. unser Immunsystem.
Deshalb ist es ratsam, immer wieder unterschiedliche Sorten von grünem Blattgemüse zu essen.

Was es mit den lebenswichtigen Nährstoffen auf sich hat

Grüne Pflanzen enthalten alle lebenswichtigen Mineralstoffe, alle Vitamine, Enzyme, Ballaststoffe und Aminosäuren (Eiweiß), die wir Menschen brauchen, um wirklich gesund zu sein! Selbst Vitamin B12 ist vorhanden, nämlich in Form der Mikroorganismen, welche sich auf der Pflanze befinden bzw. in Symbiose mit der Pflanze leben. Deshalb sollte man Wildkräuter oder Blätter von Bäumen auf keinen Fall waschen. Zusätzlich wird Vitamin B12 von unseren Darmbakterien produziert, vorausgesetzt natürlich, die Darmflora ist intakt und gesund.

Was es mit den Grünen Smoothies auf sich hat

Die Zellwände der Pflanzenzellen grüner Blätter bestehen unter anderem aus Zellulose und sind daher sehr widerstandsfähig, denn Zellulose schützt die in der Pflanze enthaltenen Vitalstoffe. Um diese Stoffe für uns zugänglich zu machen, müssen diese mechanisch und chemisch aufgebrochen werden. Dies erreicht man teilweise durch sehr gründliches Kauen.

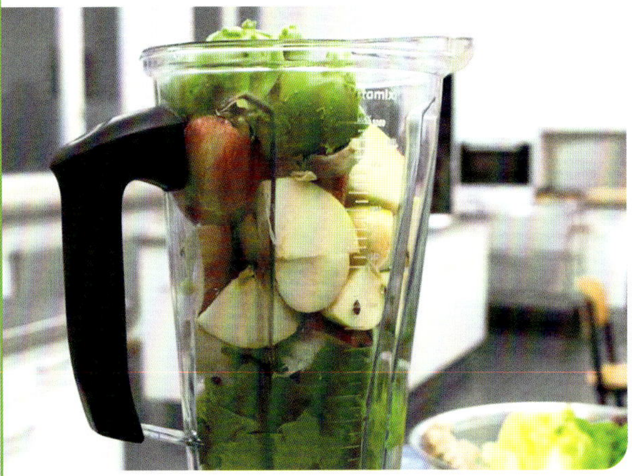

Oder man nimmt die Nährstoffe in einer bereits ›aufbereiteten Form‹ zu sich: nämlich als flüssige Substanz, dem Grünen Smoothie! Ich selbst bin zwar ein genussvoller und bedächtiger Esser, bin mir aber sicher, dass selbst ich die Nahrung nicht in genügend ausreichender Form zerkleinere.

Die in grünem Blattgemüse enthaltenen Nährstoffe können in unserem Darm jedoch am besten resorbiert werden, wenn die Nahrung in einer verflüssigten Form in den Verdauungstrakt kommt.
Warum also nicht auf ein geeignetes Gerät zurückgreifen, welches uns hierbei hilft?

Kopfsalat, Lindenblätter, Äpfel, Avocado und Wasser, und fertig ist der Grüne Smoothie!

Was alles in den Grünen Smoothie darf

Grundbestandteile des Grünen Smoothies sind:

- Pflanzengrün (Blattsalate, Gemüsegrün, Wildkräuter, Blätter von Bäumen)
- Früchte
- Wasser

Ihr solltet jedoch darauf achten, dass der Grünanteil der Smoothies mindestens 50 % beträgt. Denn nur so wird Eure Gesundheit und Fitness optimal gefördert.
Ich habe hier eine Übersicht von möglichen Bestandteile zusammengetragen. Diese Listen sind nicht komplett, geben aber eine ausreichende Grundlage, um sofort mit Grünen Smoothies starten zu können.

Pflanzengrün

Angebautes, grünes Blattgemüse:

Batavia	Kohlrabiblätter	Radieschenblätter
Chicorée	Lauch (grüne Teile)	Rote-Bete-Blätter
Eichblattsalat	Lollo Rosso	Rübenblätter
Eisbergsalat	Mangold	Spinat
Endiviensalat	Möhrengrün	Staudensellerie
Gurkenblätter	Postelein	Weizengras
Kohl	Radicchio	Zucchiniblätter

Wildkräuter und deren Blüten:

Ackerhellerkraut	Distelarten	Gundermann
Ackerschachtelhalm	Ehrenpreis	Hirtentäschel
Ackerwinde	Franzosenkraut	Huflattich
Bachbunge	Frauenmantel	Johanniskraut
Bärlauch	Gänseblümchen	Klee
Baldrian	Giersch	Kleiner Wiesenknopf
Beifuß	Goldrute	Klettenlabkraut
Beinwell	Gras	Knöterichgewächse
Brennnessel	Günsel	Königskerze

Labkraut
Löwenzahn
Mädesüß
Pfefferminze
Sauerampfer
Schafgarbe
Scharbockskraut
Taubnessel
Veilchen
Vogelmiere
Waldmeister
Wegerich
Wicke
Wiesenbärenklau
Wilde Möhre

Gartenkräuter:
Basilikum
Fenchelkraut
Kerbel
Koriander
Liebstöckel
Majoran
Minze
Rosmarin
Salbei
Schnittlauch
Thymian
Zitronenmelisse

Junge Blätter und hellgrüne Nadeln sowie Blüten von Bäumen:
Ahorn
Apfel
Birke
Birne
Buche
Eiche
Erle
Fichte
Kastanie
Kiefer
Kirsche
Linde
Pappel
Pfirsich
Tanne
Ulme
Walnuss
Weide

Blätter von Sträuchern:
Brombeere
Haselnuss
Himbeere
Johannisbeere
Stachelbeere
Weißdorn

Noch ein Hinweis, wenn Ihr Kräuter, Blätter von Bäumen oder Sträuchern sammelt: Vor der Samenbildung nehmen die Pflanzen besonders viele Nährstoffe auf, die sie in den Blättern speichern. Das macht grüne Blätter zur wertvollsten Nahrung auf diesem Planeten. Am besten sammelt man also grünes Blattgemüse kurz vor der Samenbildung. Aber auch Blüten und Samen lassen sich für Smoothies verwenden.

Früchte
Bei Früchten sind Eurer Fantasie keine Grenzen gesetzt. Ob Äpfel, Bananen, Erdbeeren, Heidelbeeren, Mango, Weintrauben, usw. Sie alle passen hervorragend in einen Grünen Smoothie. Ihr solltet jedoch darauf achten, dass die Früchte schön reif sind, denn unreife Früchte im Smoothie können Blähungen verursachen.
Eine Alternative sind auch jederzeit gefrorene Früchte. Diese werden reif geerntet und sofort eingefroren. Es sind also noch viele der guten Mineralstoffe und Vitamine enthalten.

Wasser
In einen guten Smoothie gehört gutes Wasser. Unser Leitungswasser ist zwar kontrolliert, jedoch sind die Rohre, durch welches es fließt, oft veraltet und tragen Schwermetalle in sich.
Mineralwasser gibt es in großer Vielfalt zu kaufen, jedoch sind viele mit zusätzlichen Stoffen aufgepeppt, was für unseren Organismus nicht zuträglich ist. Es gibt mittlerweile ausgezeichnete Filter- und Energiesysteme, um das Leitungswasser auf ein qualitativ hohes Niveau zu bringen. Ihr könnt mich gerne ansprechen, falls Ihr zusätzliche Informationen zur Wasseraufbereitung haben möchtet.

Die Urkraft der Wildkräuter & Co.
Essbare Wildkräuter und Blätter von Bäumen und Sträuchern enthalten ein Vielfaches mehr an Vitaminen, Mineralstoffen, Spurenelementen und Chlorophyll als das Obst und Gemüse, das wir in Läden kaufen können, selbst mehr als biologisch angebautes. Manche Kräuterarten oder Baumblätter übertreffen die Werte um das 20-fache!

Nachfolgend wurden die Inhaltsstoffe von Brennnessel und Kopfsalat gegenübergestellt. Die Brennnessel enthält im Vergleich zum Kopfsalat:

- 5 Mal so viel beta-Carotin
- 6,5 Mal mehr Magnesium
- 7 Mal mehr Eisen
- 10 Mal mehr Eiweiß
- 15 Mal mehr Calcium
- 25 Mal mehr Vitamin C

Wenn Ihr aus Eurem Grünen Smoothie also einen Urkraft Smoothie machen wollt, empfehle ich zu Beginn einen Anteil von 10 bis 20 Prozent an ›Wilden Pflanzen‹.
Die Menge könnt Ihr im Laufe der nächsten Tage und Wochen steigern. Ihr werdet mit der Zeit ein gutes Gefühl dafür bekommen, wieviel Kräuter und Blätter Euer Körper braucht, um gesund und voller Kraft durch den Tag zu gehen.

Und immer wieder das Thema Fuchsbandwurm
Hierzu möchte ich zumindest kurz Stellung nehmen, da ich in jeder Natur-Führung auf diese Erkrankung angesprochen werde. In der wissenschaftlichen Literatur ist bisher kein Fall bekannt, dass sich jemand beim Konsum von bodennah gepflückten Blättern und Früchten mit dem Fuchsbandwurm infiziert hat!
Menschen, die erkrankt sind, waren fast ausschließlich Förster oder Waldarbeiter. Sehr häufig hielten die Erkrankten auch infizierte Haustiere. Die Infektion setzt demnach einen sehr häufigen Kontakt mit dem Erreger voraus.
Nach heutigem Stand können Wildpflanzen unbedenklich gepflückt und konsumiert werden!

Eine andere Form von Samen bieten viele unserer Heilpflanzen, wie z. B. die Brennnessel. Die Samen schmecken leicht nussig und machen sich auch gut im Salat oder Smoothie.

Wie Ihr Abwechslung in Euren Grünen Smoothie bringt
Als Erweiterung für Euren Grünen Smoothie könnt Ihr z. B. Sprossen verwenden. Diese sollten jedoch nicht in hoher Dosis eingenommen werden, da sie eine erhöhte Konzentration an Alkaloiden aufweisen. Die Alkaloide gewährleisten den Keimlingen, dass sie in dieser Zeit nicht von Tieren verspeist werden. Deshalb am besten zwei- bis dreimal pro Woche eine Handvoll Sprossen genießen.

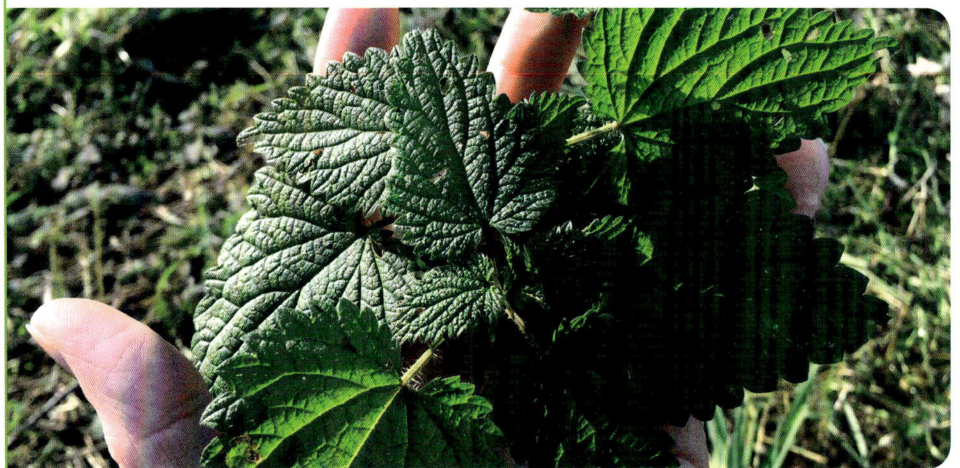

Auch Samen bieten eine interessante Abwechslung im Smoothie, wie z. B. Leinsamen, Hanfsamen und Sesam.
Und nicht zu vergessen sind Gewürze, die ebenfalls einen heilenden Effekt auf unseren Körper ausüben. Nehmt nach Lust und Geschmack Chili, Ingwer oder Pfeffer. Zum Süßen eignen sich generell getrocknete Datteln oder Feigen. Kakaobohnen und Vanilleschoten machen den Grünen Smoothie zu etwas ganz Besonderem! Einen Tipp möchte ich Euch auf jeden Fall noch mitgeben: Nehmt nicht zu viel verschiedene Zutaten gleichzeitig, denn sonst schmecken Eure Grünen Smoothies immer ähnlich und Ihr empfindet diese mit der Zeit als langweilig. Besser nur ein oder zwei Obstsorten und immer wieder verschiedenes Blattgrün und andere Pflanzenteile verwenden. So entsteht Abwechslung und die Freude am Grünen Smoothie bleibt erhalten!

Genießt Euren Grünen Smoothie unbegrenzt
Es wird immer wieder gefragt, in welcher Menge man Grüne Smoothies zu sich nehmen kann. Letztendlich gibt es keine Begrenzung. Was es allerdings zu beachten gilt ist der Anteil des Obstes in den Smoothies. Magen- oder darmkranke Menschen sollten den Obstanteil in Grünen Smoothies begrenzen oder ggfs. auf Obst ganz verzichten.

Ist man an einer guten Verträglichkeit des Grünen Smoothies interessiert, sollte man darauf achten, dass ausschließlich grüne Blätter verwendet werden. Im Grün der Pflanzen sind viele Ballaststoffe enthalten.

Diese sorgen dafür, dass der Fruchtzucker im Darm langsamer resorbiert wird. Aus diesem Grund ist der Grüne Smoothie gut verdaulich und kann selbst von Menschen, die zuckerempfindlich reagieren (Diabetes, Morbus-Crohn) oftmals getrunken werden.
Gemüsesorten wie Karotten, Rote Bete, Zucchini, Blumenkohl, Aubergine, Kürbis, Erbsen u.a. sollte man eher nicht mit Früchten kombinieren, da sie viel Stärke enthalten und somit im Darm zur Fermentation und damit zur Gasbildung führen.
Auch Nüsse, Samen oder Öle können die Aufnahme der Nährstoffe im Darm erschweren und zu Verdauungsstörungen und Gasbildung führen.

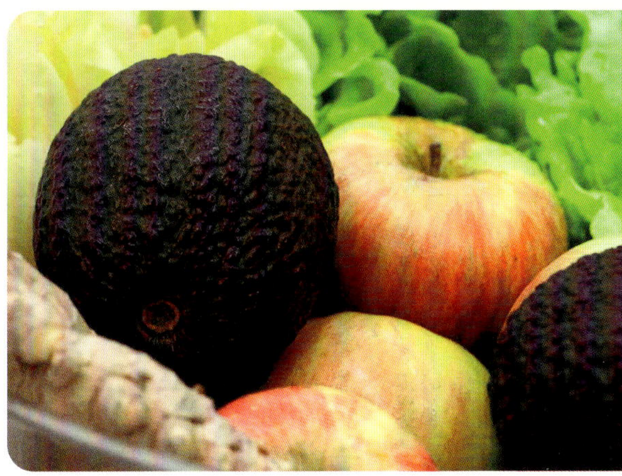

Schöpft aus einem reichhaltigen Angebot an Heilpflanzen, Salaten, Früchten und Gewürzen. Experimentieren macht bei den Grünen Smoothies mindestens genauso viel Spaß wie sie anschließend zu genießen!

Wie lange der Grüne Smoothie aufbewahrt werden kann
Grüne Smoothies können gekühlt bis zu drei Tage gelagert werden. Über den Geschmack gibt es hierzu verschiedene Meinungen. Die einen finden den Smoothie, wenn er ein oder zwei Tage durchgezogen ist, besonders lecker.
Ich bevorzuge den frischen Smoothie. Allerdings war ich in den letzten Wochen darauf angewiesen, den Smoothie schon am Abend zuzubereiten, da mir am Morgen die Zeit fehlte. Der Vorteil der Lagerfähigkeit vom Grünen Smoothie ist jedenfalls, dass er im Vergleich zu Frischsäften kaum oxidiert. Das ist das Resultat der Antioxidantien in diesem Getränk.

Grüne Smoothies im Winter
Wir sind mit einer grünen, üppigen Vegetation in unseren Breitengraden gesegnet und können die meiste Zeit des Jahres frische Pflanzenteile ernten.
Im Winter allerdings können wir nicht auf die Vielzahl an Pflanzen zurückgreifen wie in den vorangegangenen Monaten. Aber auf unseren Grünen Smoothie müssen wir deshalb nicht verzichten. Wir können z.B. die noch an den Sträuchern verfügbaren Brombeerblätter verwenden, ebenso die Triebe der Nadelbäume (außer der Eibe). Es gibt auch Kräuter, die nahezu das ganze Jahr über wachsen, wie z.B. die Vogelmiere oder das Gänseblümchen.

Eine weitere Möglichkeit ist, über die Sommerzeit Kräuter und Blätter von Bäumen zu sammeln und einzufrieren. Ich trockne die Blätter, vermahle sie, und füge meinem Smoothie jeden Tag etwas von dieser Mischung bei. Denn auch wenn ein Teil der Wirkstoffe bei der Trocknung verloren geht so besitzen die Pflanzen noch ein breites Spektrum an Mineralstoffen, Vitaminen und Spurenelementen, um unseren Organismus wirkungsvoll zu unterstützen.

Bei Obst und Blattgemüse könnt Ihr ebenfalls auf Gefrorenes zurückgreifen. Es gibt aber natürlich gerade im Winter die sehr gesunden und wichtigen Kohlsorten, welche eine hervorragende Basis für Grüne Smoothies darstellen.

Wie Blattgrün und Obst zum Smoothie werden

Man kann prinzipiell in jedem Mixer Smoothies zubereiten. Aber erst in einem Hochleistungsmixer wird das Getränk wirklich ›smooth‹, also sämig, und die darin enthaltenen Nährstoffe können optimal vom Körper aufgenommen werden.

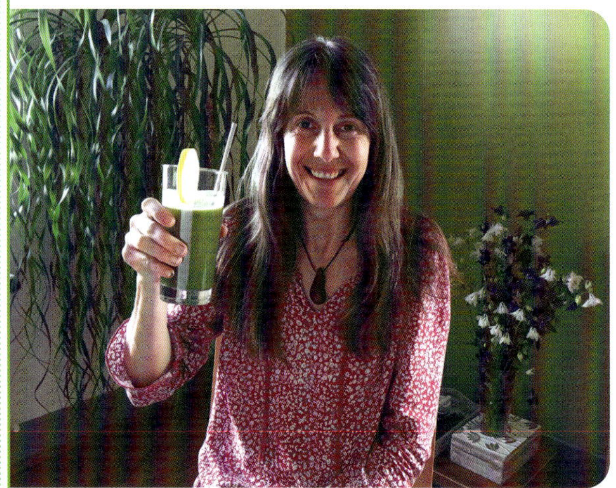

Smoothies eignen sich auch hervorragend für Feste oder als freundlicher Willkommensgruß für Gäste.

Da ich in meinen Smoothies unter anderem Wildkräuter und Blätter von Bäumen verwende war die Anschaffung eines Hochleistungsmixers (1000-1500 Watt Leistung) unabdingbar, da mein recht guter Alltagsküchenmixer trotz längerer Betriebszeit die Stängel nicht richtig verarbeiten konnte. Dadurch waren regelmäßig Stückchen in den Smoothies spürbar. Ein Profimixer schafft hier Abhilfe.

Was in jedem Falle sinnvoll ist, dass Ihr das Mixgut in Stücke schneidet, so schont Ihr Euren Mixer und der Mixvorgang als solcher ist harmonischer und frei von Erschütterungen. Je leistungsschwächer der Mixer desto kleiner sollten diese Stücke sein.

Wie lange Ihr mit einem Hochleistungsmixer pürieren müsst hängt davon ab, welche Zutaten Ihr verwendet. Dies liegt meist zwischen dreißig Sekunden und einer Minute. Achtet hierbei darauf, dass sich der Smoothie nicht zu stark erhitzt. Denn durch die hohe Drehzahl entsteht Wärme, und nach drei Minuten habt Ihr statt einem Grünen Smoothie eine Obst- und Gemüsesuppe.
Möchtet Ihr allerdings einen Grünen Smoothie in Rohkostqualität genießen, solltet Ihr das Gerät nicht länger als eine Minute bei hoher Leistung laufen lassen. Denn sonst wird das verändert bzw. zerstört, was den Grünen Smoothie u. a. wertvoll macht: Nahrungsenzyme, Eiweise, Vitamine und Sekundäre Pflanzenstoffe.
Bei einem leistungsschwächeren Gerät (500-800 Watt Leistung) kann es sein, dass drei bis vier Minuten nötig sind, um eine nahezu homogene Masse zu erhalten.

Das Schöne an der Zubereitung von Smoothies ist, dass die wertvollsten Bestandteile von Gemüse und Früchten komplett mitverwendet werden. Denn bei biologisch angebauten Pflanzen und wildgewachsenen Kräutern gebt Ihr einfach alles in den Mixer: bei Äpfeln die Schale und das Kerngehäuse, bei Erdbeeren das Grün, welches Ihr bisher vor dem Verzehr abgezupft habt, bei Kräutern die Blüte nebst Blättern und Stängel.
Der Hochleistungsmixer schafft es sogar, den Strunk von Ananas und Avocadokerne zu pürieren. Avocadokerne geben dem Smoothie zusätzlich eine besonders sämige Konsistenz!
Des weiteren lassen sich auch Kerne von Birnen, Grapefruit, Kaki, Melonen, Orangen, Papayas, Weintrauben und Zitronen verwenden.
Die Kerne von Kirschen und anderem Steinobst eignen sich nicht für die Verarbeitung. Die Kerne von Mangos sind zu holzig, also auch nicht zum Verzehr geeignet.

Und noch ein Tipp, wie Ihr am schnellsten zu einem guten Mixergebnis kommt: Gebt die Früchte, da sie härter sind, nach unten in den Mixer. Dann füllt den oberen Teil mit Pflanzengrün auf. Anschließend fügt Ihr so viel Wasser hinzu, dass der Pegel ungefähr bis zu einem Drittel der Füllung ansteigt. Unterstützt den Mixvorgang ggfs. mit einem Stopfer und fügt während des Mixvorgangs bei Bedarf noch Wasser bei.

Für weitere Informationen über Hochleistungsmixer könnt Ihr mich natürlich jederzeit ansprechen.

Wie Ihr Euren Grünen Smoothie am besten genießt

Trinkt den Grünen Smoothie langsam und speichelt ihn gut ein, denn die Verdauung beginnt im Mund. Am besten den Grünen Smoothie nicht als Teil einer Mahlzeit trinken: genießt ihn als vollwertiges ›Essen‹ ganz für sich. Die beste Zeit hierfür ist morgens, wenn Euer Körper den ersten natürlichen Hunger zeigt, denn dann wird er die Nahrung in all ihren wertvollen Bestandteilen vollständig aufnehmen können.
Nach einem Grünen Smoothie solltet Ihr mindestens 30 Minuten lang nichts anderes essen, damit Euer Körper die zugeführten Vitalstoffe optimal verdauen und verwerten kann.

Noch ein paar Worte aus eigener Erfahrung

Bereitet Euch wirklich köstliche Smoothies zu, so dass Ihr Euch immer auf den nächsten freuen könnt! Es wäre schade, wenn Ihr ihn irgendwann nicht mehr trinken möchtet. Haltet Eure Geschmacksnerven bei Laune!

Lasst Euch auf keinen Fall verunsichern von Aussagen wie ›man darf nur eine Sorte Obst verwenden‹ oder ›nimm nie Wurzelgemüse in den Smoothie‹. Natürlich ist es für den Verdauungstrakt einfacher, nur eine Sorte Obst zu verarbeiten. Und die Zugabe von Wurzelgemüse kann, wie schon erwähnt, Blähungen verursachen.
Aber ich gehe von mir selbst aus: wenn es mir zu wissenschaftlich wird, verliere ich die Motivation, vor allem die Lust am Genießen.
Deshalb geht mit Entdeckungsfreude auf Eure Reise in die Welt der Grünen Smoothies. Und wenn Ihr feststellen solltet, dass der eine oder andere besonders lecker und bekömmlich ist, dann seid Ihr auf dem richtigen Weg!

Einen ganz wesentlichen Aspekt hat der Grüne Smoothie noch. Er fördert unser Verständnis für die Natur und den Planeten, auf dem wir leben. Denn die Natur ist Teil von uns, und wir sind ein Teil von ihr. Und indem wir auf deren wertvolle Schätze zurückgreifen, können wir ›begreifen‹, dass wir uns im Paradies befinden. Es ist an uns, dieses (wieder) zu entdecken!

Der Rotklee ist einer meiner Lieblingskräuter: er schmeckt lecker süßlich, auch etwas nach jungen Erbsen, und er gibt mir Kraft. Außerdem wirkt er ausgleichend auf das Hormonsystem. Wie schön, dass gesunde Nahrung auch noch gut schmecken kann!

Wenn ich in diesem Aufschrieb vor allem über die Stärkung des Körpers berichtet habe, so möchte ich ergänzend noch hinzufügen, dass durch die Stärkung unseres Körpers selbstverständlich auch unsere Psyche und unsere Emotionen profitieren.
Denn es ist nicht erst seit heute bekannt, dass z. B. Depressionen unter anderem durch Nährstoffmangel entstehen können. Und wie viel besser fühlen wir uns, wenn wir ausgeschlafen und erholt morgens aus dem Bett steigen?!

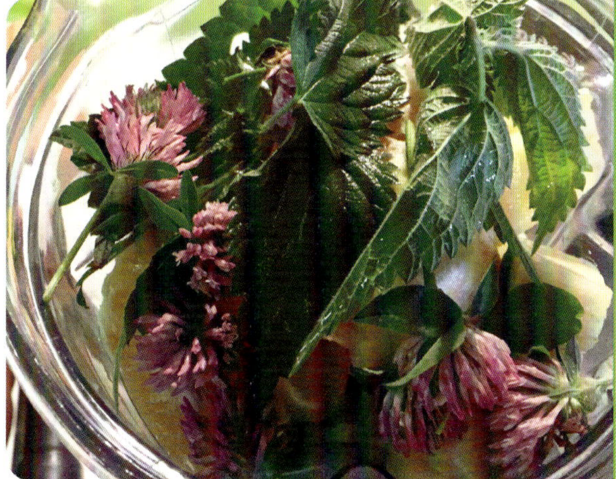

All dies sind wunderbare Nebeneffekte der Grünen Smoothies. Man kann deshalb aus voller Überzeugung sagen: das sind wahre Urkraft Smoothies!

Ich hoffe, dass ich Euch so richtig Lust auf Grüne Smoothies gemacht habe! Zum Einstieg findet Ihr nachfolgend meine selbst kreierten Lieblingsrezepte:

Rote Hasel
2 Tassen Spinat
2 Tassen Haselblätter
2 Bananen
1 Tasse Himbeeren
Haselnüsse
event. Datteln
2 Tassen Wasser

Die Natur schenkt uns unzählige Möglichkeiten, um leckere Smoothies zuzubereiten ganz nach eigenem Belieben und Geschmack!

Birgit's Wilde Neue
6 Tassen Wildkräuter (9 verschiedene ;-))
1/2 Honigmelone
2 Äpfel
3 Tasse Apfelsaft
1 Tasse Wasser

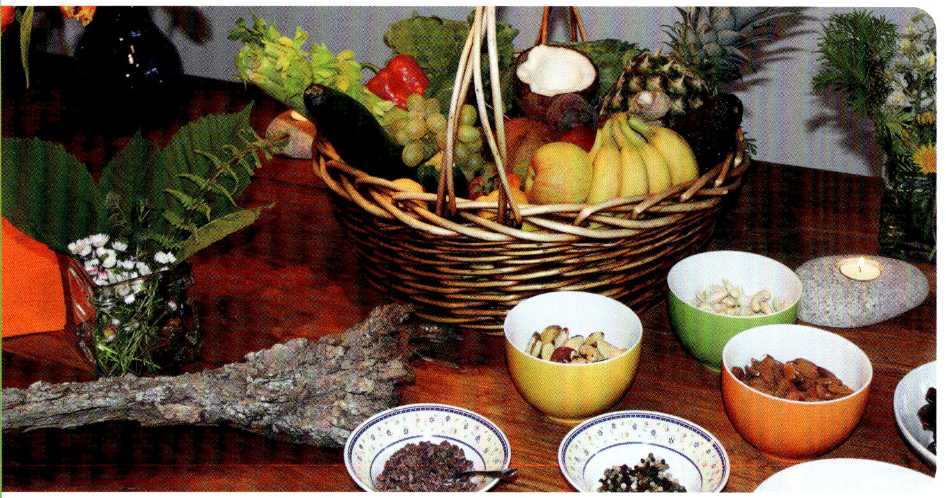

Wildes Glück
4 Tassen Wildkräuter
2 Bananen
1 Mango
1 Avocado
Zitronensaft einer halben Zitrone und etwas Schale
Wasser

Auf der nächsten Seite findet Ihr leckere Rezepte von Victoria Boutenko, welche ich aus ihrem Buch 'Grüne Smoothies' entnommen und mit Erfolg ausprobiert habe:

Grüner Apfelsmoothie
4 Tassen Salat
4 Äpfel
1 Avocado
1/2 Tasse Datteln
1/4 TL Zimt
3 Tassen Wasser

Victorias liebster Dunkelgrüner
1 Bund Löwenzahn
4 Roma-Tomaten
3 Tassen Wasser

Pa-Pa-Papaya
2 Tassen Spinat
1 Papaya (ohne Samen)
1 Banane
1 Tasse Wasser

Bären-Smoothie
1 Tasse Heidelbeeren (frisch oder tiefgefroren)
1 Tasse Brombeeren (frisch oder tiefgefroren)
1 reife Birne
1/2 Wirsingkohl
2 Tassen Wasser

Zwitschernde Vögel
2 Tassen Vogelmiere
2 Tassen Feldsalat
4 Birnen
2 Tassen Wasser

Leber-Spülung
4 Tassen Brennnesselblätter
2 Tassen Nelkenwurz
1/2 Chicorée
1 Banane
2 Äpfel
1 Stück Ingwer
1 Tasse Heidelbeeren
2 Tassen Apfelsaft

(Anmerkung: Das Rezept Leber-Spülung habe ich geringfügig abgeändert: Im Original heißt es 4 Tassen Löwenzahn und 2 Tassen junge Mariendistelblätter.)

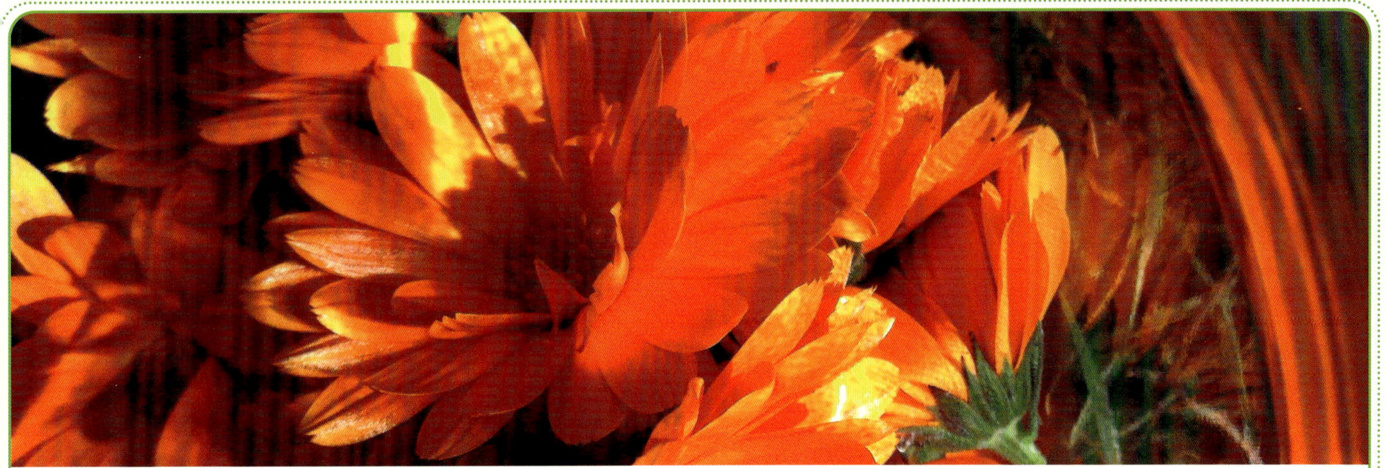

Rund um die Haut

Salben

Die Haut ist zum einen Schutz und gleichzeitig auch Kontaktorgan zur Umwelt. Sie zeigt an, wenn sich in unserem Körper etwas verändert oder sich eine Krankheit manifestiert. Die Haut ist der Spiegel der Seele und daher eine uns dienende Botschafterin.

Über die Herstellung von Salben taucht Ihr ein in ein neues Verständnis für diese uns alltägliche und gleichzeitig sehr alte Form der Hautpflege. Salben herzustellen und zu entdecken ist eine duftende und sinnliche Erfahrung.

Früher war dies etwas Selbstverständliches in unseren heimischen Küchen. Kräuterfrauen nutzten selbstgemachte Salben vor allem als Heilsalben aber auch als Schönheitspflege.

Wir werden uns bei der Salbenherstellung vor allem dem Thema Heilwirkung auf Körper und Seele widmen und dabei breitgefächerte Einsatzmöglichkeiten der Salben kennenlernen. Salben wirken sowohl präventiv, können aber auch bei bereits vorhandenen Erkrankungen wundervolle Dienste leisten. Dass Heilsalben zugleich auch Schönheitspflege sind macht sie für uns umso wertvoller.

Nun wünsche ich Euch viel Freude und Genuss in der Salbenküche!

Übersicht
Zuerst stelle ich Euch einige Basisöle und deren Wirkungsweise vor. Ihr könnt prinzipiell alle Öle für Salben verwenden, auch diejenigen welche Ihr aus der Küche kennt. Wichtig ist, dass die Öle kaltgepresst und von guter Qualität sind.

Was eine wundervolle Bereicherung bei der Salbenherstellung darstellt ist die Verwendung von selbst gemachten Ölauszügen. Durch den Einsatz eines Ölauszugs könnt Ihr die Wirkungsweise und Heilwirkung Eurer Salben um ein Vielfaches verstärken. Ob Ihr für die Pflanzenauszüge das frische Kraut oder getrocknete Kräuter wählt liegt an den Vorlieben und natürlich auch an der Umsetzbarkeit des Einzelnen.

Basisöle

Avocadoöl

Gewinnung:	Pressung des Fruchtfleisches
Wirkung:	glättend (sehr gute Hautaufnahme), stark regenerierend, reizlindernd, weichmachend
Anwendung:	bei Austrocknung der Haut, Bindegewebsbeschwerden, Entzündungen, Fältchenbildung, schweren Hautkrankheiten, Neurodermitis, Schuppen, Schuppenflechte, zur Verbesserung der Hautgeschmeidigkeit, zum Aufweichen verhärteten Gewebes
Hauttyp:	für jeden Hauttyp, besonders bei trockener, schuppiger und entzündlicher Haut
Sonstiges:	enthält die Vitamine A, B, D, E, A1, B1, B2, Lecithin, Eiweiß, Mineralien und ungesättigte Fettsäuren

Das Haselnussöl wird gerne vorbeugend gegen Faltenbildung genutzt. Auch in der Schwangerschaft greifen Frauen gerne auf das wohlriechende Öl zurück.

Hanföl

Gewinnung:	Kaltpressung der Samen
Wirkung:	krampflösend, schmerzlindernd, regenerierend
Anwendung:	bei Neurodermitis; für den Zellaufbau
Hauttyp:	für beanspruchte und feuchtigkeitsarme Haut
Sonstiges:	hoher Gehalt an essentiellen Fettsäuren

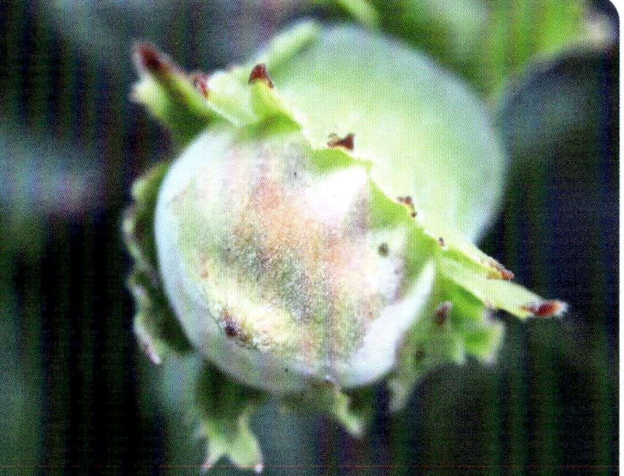

Haselnussöl

Gewinnung:	Kaltpressung der Nüsse
Wirkung:	reizlindernd, entzündungshemmend
Anwendung:	bei Hautproblemen, Bindegewebsschwäche, Schwangerschaftsstreifen, unterstützt den Darm und die Leber
Hauttyp:	für trockene, fette und strapazierte Haut
Sonstiges:	enthält die Vitamine C, D, E, Aminosäuren, Mineralstoffe Calcium, Magnesium, Eisen, Zink und Natrium; wirkt als natürlicher Sonnenschutz

Johanniskrautöl

Gewinnung:	Blüten werden 6 – 8 Wochen in Trägeröle eingelegt, Pflanzenteile anschließend abgesiebt
Wirkung:	beruhigend, euphorisierend, desinfizierend, durchblutungsfördernd, entzündungshemmend, nervenstärkend, schmerzstillend, stimmungsaufhellend, wundheilend
Anwendung:	bei Angst, Brustwarzenentzündungen (stillende Mütter), Entzündungen, Erregungszuständen, Erschöpfung, Gicht, Hornhautwucherung, Ischiasbeschwerden, Konzentrationsschwäche, Migräne, Muskelkater, Muskelverspannung und -verhärtung, Nervosität, Prellungen, Rheumatismus, Schlaflosigkeit, Schultersteifheit, Sonnenbrand, Überforderung, Winterdepressionen; zur Förderung der Durchblutung
Hauttyp:	für schlecht durchblutete und blasse Haut
Sonstiges:	hoher Gerbstoffanteil, sehr gute Tiefenwirkung Persönliche Anmerkung: Vorsicht bei innerlicher Anwendung von Johanniskrautprodukten. Diese erhöhen die Lichtempfindlichkeit, was zu Sonnenbrand führen kann.

Jojobaöl

Gewinnung: Kaltpressung der weißen Samenkerne

Wirkung: bakterienvernichtend, entzündungshemmend, hautregenerierend

Anwendung: bei Akne, Austrocknung der Haut, Blasenentzündung, Ekzemen, Faltenbildung, Krampfadern, Schuppenflechte, Schwangerschaftsstreifen, Zellulitis; zur Zellerneuerung; allgemein zum Schutz der Haut, auch in der Sonne

Hauttyp: für jeden Hauttyp

Sonstiges: enthält viele Fettsäuren; sehr gutes Trägeröl, da es schnell in die Haut einzieht; Jojobaöl ist eine Wachsart und wird deshalb nicht ranzig; hoher natürlicher Lichtschutzfaktor und deshalb ideal als Sonnenschutzmittel

Leinöl

Gewinnung: Kaltpressung der Samen

Wirkung: entzündungshemmend, schmerzstillend, zellregenerierend

Anwendung: bei Arteriosklerose, Blasenentzündungen, Brustkrebs (Vorsorge- und Nachsorge), Muskelerkrankungen, Nierensteinen, Osteoporose, Rheumatismus, Versteifung, Arthrose

Hauttyp: trockene, zu Ekzemen neigende Haut; bei schmerzhaften Hautrissen, berufsbedingten Hautschäden

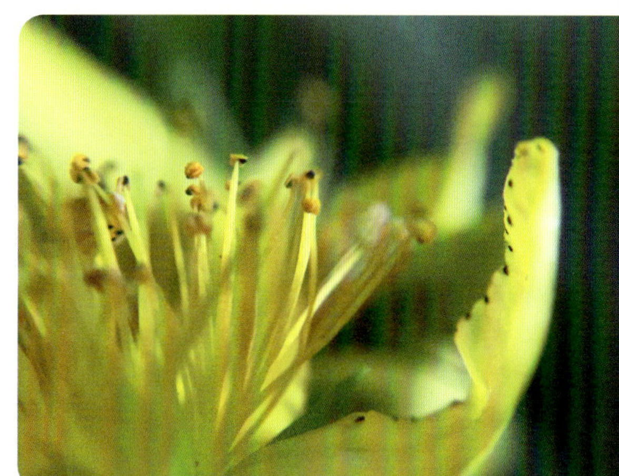

Der im Volksmund verbreitete Name 'Wundkraut' zeigt beim Johanniskraut bereits die früher bevorzugte Heilanwendung. Denn das Johanniskraut hilft sowohl bei äußerlichen Wunden als auch bei emotionalen Verletzungen.

Mandelöl

Gewinnung: Kaltpressung der Kerne

Wirkung: pflegend, reizlindernd, schützend

Anwendung: bei Ekzemen, Falten, Hautaustrocknung, Hautirritationen, Juckreiz, Schürfwunden, Schuppen, zur Babypflege, Gesichts- und Ganzkörperpflege

Hauttyp: alle Typen, besonders für empfindliche, spröde und trockene Haut, auch für rauhe und rissige Haut

Nachtkerzenöl

Gewinnung: Kaltpressung Samenkörner

Wirkung: gebärmutterstärkend/-unterstützend, gefäßerweiternd

Anwendung: bei Allergien, Arthritis, Arteriosklerose, Ekzemen, Hautirritationen, Herzerkrankungen, Hysterie, Nervenerkrankungen, Neurodermitis, Rheumatismus, Schuppenflechte, Thrombosen, Unruhe; zur Verbesserung der Hautgeschmeidigkeit

Hauttyp: jeder Hauttyp, besonders aber gereizte, entzündete, strapazierte Haut

Olivenöl

Gewinnung: Kaltpressung des Fruchtfleisches

Wirkung: desinfizierend, entschlackend, entzündungshemmend, wundheilend

Anwendung: bei Brandwunden, Darmbeschwerden (innerlich), Entzündungen, Gallenleiden (innerlich), Haarproblemen, Hautentzündungen, Magenbeschwerden (innerlich), Muskelverhärtungen, Rheumatismus, Verdauungsproblemen (innerlich), Verstopfung (innerlich), Schmerzen, Schürfwunden; Nagelpflege

Hauttyp: für alle Hauttypen, besonders bei rissiger und rauher Haut sowie zu Entzündungen neigender Haut

Rapsöl

Gewinnung: Kaltpressung der Samen
Wirkung: reizlindernd
Anwendung: bei Arteriosklerose, Blutfettwerte ausgleichend
Hauttyp: alle Hauttypen

Ringelblumenöl

Gewinnung: Blüten werden 6 – 8 Wochen in Trägeröle eingelegt, Pflanzenteile anschließend abgesiebt
Wirkung: zusammenziehend, wundheilend, reizlindernd
Anwendung: Brandwunden, blaue Flecken, Hauterkrankungen, Krampfadern, Menstruationsbeschwerden, Schnittwunden, zur Handpflege, Wundheilung, zur Babypflege bei wundem Po sowie bei entzündlichen Windelausschlägen
Hauttyp: sehr gut für schlecht durchblutete und raue Haut
Sonstiges: enthält viele pflanzliche Bitterstoffe, wegen den Bitterstoffen nicht als Speiseöl geeignet

Schwarzkümmelöl

Gewinnung: Kaltpressung der Samen
Wirkung: abwehranregend, gegen Allergien, entzündungshemmend
Anwendung: bei Akne, Allergien, Ekzemen, Entzündungen, Gelenkschmerzen, Hautproblemen, Neurodermitis, Pilzerkrankungen, Prellungen
Hauttyp: alle Hauttypen

Pfarrer Künzle war ein ausgesprochener Freund der Ringelblume und verwendete sie dank ihrer stark reinigenden Wirkung auch bei eitrigen Wunden.

Sesamöl

Gewinnung: Kaltpressung der Samen
Wirkung: durchblutungsfördernd, entgiftend
Anwendung: bei nässenden Hauterkrankungen, als Gesichts- und Ganzkörperpflegeöl, zum Hautschutz, zur Öffnung der Hautporen
Hauttyp: sehr wirksamer Sonnenschutz – blockiert etwa 30 % der UV-Strahlen
Sonstiges: nicht bei Neurodermitis oder entzündlichen Hautprozessen einsetzen

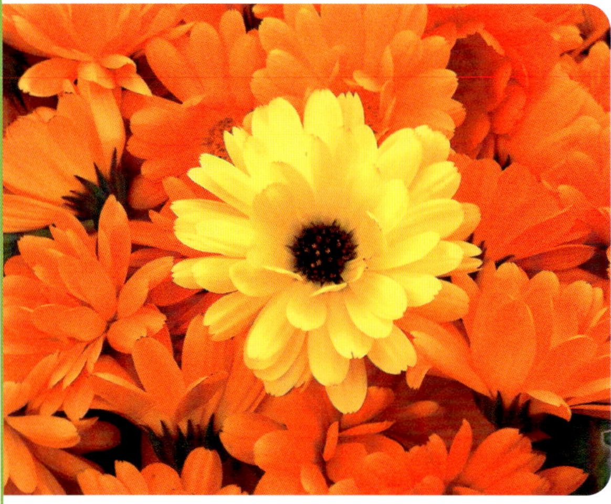

Sonnenblumenöl

Gewinnung: Kaltpressung der Kerne
Wirkung: abwehrstärkend, cholesterinsenkend, durchblutungsregulierend, geweberegenerierend, schleimlösend
Anwendung: bei wunden Beinen, Durchblutungsstörungen, Erkältung, Gelenkschmerzen/-erkrankungen, Gewebeneubildung, Geschwüren, Hautausschlägen, Wundheilung
Hauttyp: für jeden Hauttyp, besonders bei ›Problemhaut‹
Sonstiges: Vorsicht, bei geplatzten Äderchen nicht äußerlich anwenden

Walnussöl

Gewinnung: Kaltpressung der Nüsse
Wirkung: abwehrstärkend, lymphreinigend, hormonregulierend
Anwendung: Hautregeneration
Hauttyp: alle Hauttypen
Sonstiges: Sonnenschutzwirkung

Weizenkeimöl

Gewinnung:	Kaltpressung der Körner
Wirkung:	aufbauend, drüsenfunktionsunterstützend, gewebevitalisierend, narbenbildend, stark regenerierend, zellerneuernd
Anwendung:	bei Bindegewebsproblemen, Durchblutungsstörungen, Ermüdungserscheinungen, Herzproblemen, Krampfadern, Schwangerschaftsstreifen, Schuppenflechte,
Hauttyp:	Altershaut und trockene Haut

Die Informationen zum Kapitel Basisöle sind dem Buch ›Ätherische Öle anwenden‹ von Markus Schirner entnommen und dürfen mit seiner freundlichen Genehmigung für dieses Fachbuch verwendet werden. Ergänzend zur o. g. Auflistung möchte ich ein paar Worte zum Kokosöl anfügen:

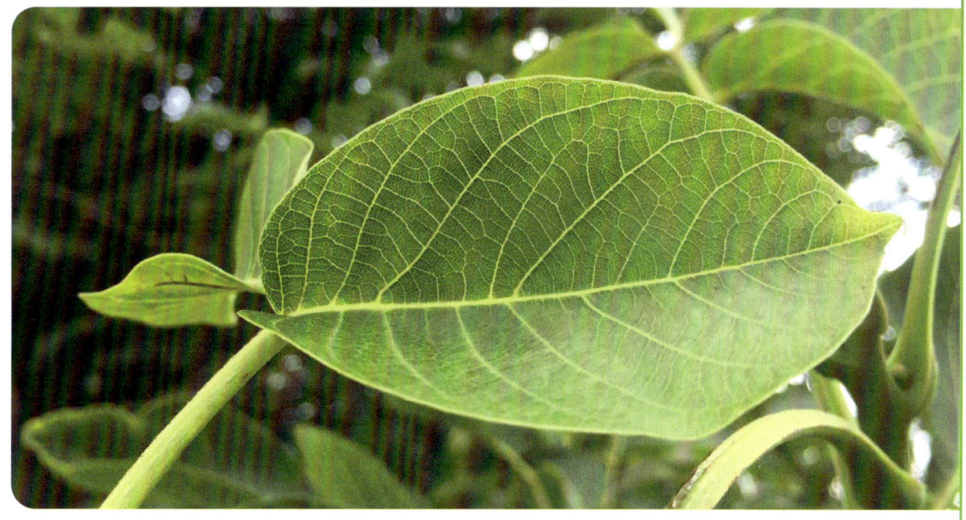

Kokosöl

Gewinnung:	Kaltpressung des Fruchtfleisches
Wirkung:	kühlend, feuchtigkeitsspendend
Sonstiges:	schützend gegen Sonnenstrahlen, Schutz gegen Zeckenbefall Meine Empfehlung: aufgrund des angenehmen Geschmacks hervorragend geeignet zum ›Ölziehen‹

Dass Walnussöl ist ein sehr hochwertiges Pflanzenöl, welches sowohl äußerlich als auch innerlich unseren Körper optimal unterstützt. Es enthält u. a. Vitamin E und B, große Mengen an Aminosäuren, Biotin, Magnesium, Kalium, Calcium und Selen.

Empfehlenswerte Kräuter und Bäume

Auf den nachfolgenden Seiten habe ich Euch verschiedene Pflanzen aufgelistet, welche ich bevorzugt zur Salbenherstellung nutze.

Selbstverständlich lassen sich die meisten Kräuter und Bäume für Salben verwenden. Die auf den nächsten Seiten aufgeführten Pflanzen sollen Euch lediglich als Inspiration dienen.

Und noch ein Hinweis: es lassen sich immer alle Pflanzenteile verwenden, also Blätter, Blüten, Samen und Wurzeln. so hat man über die Jahreszeiten hinweg jederzeit die Möglichkeit, sich eine gewünschte Salbe herzustellen. Außerdem lege ich mir für den Winter einen kleinen Vorrat der für mich wichtigsten Pflanzenteile zu, wie z. B. Wegerichblätter, Thymiankraut, Lavendelblüten, Melissenblätter, Fichtennadeln und Lindenblüten.

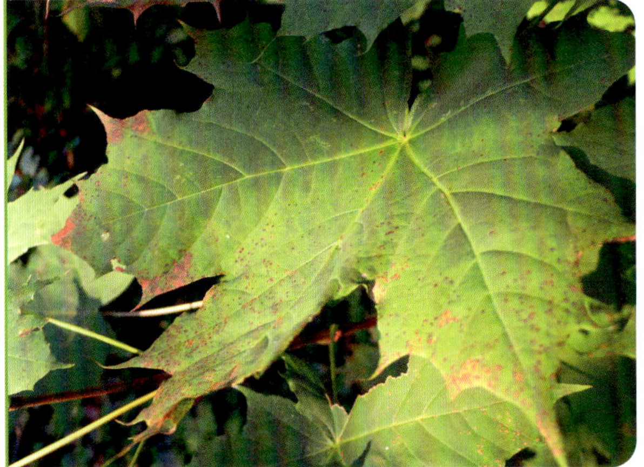

Ahorn, Spitz-
Acer platanoides

›Verhilft zu Ruhe und Ausgeglichenheit‹

Wirkung:
kühlend, abschwellend für Füße, Beine und Gelenke, lindert Juckzeiz bei Insektenstichen, fiebersenkend, stärkt die Leber

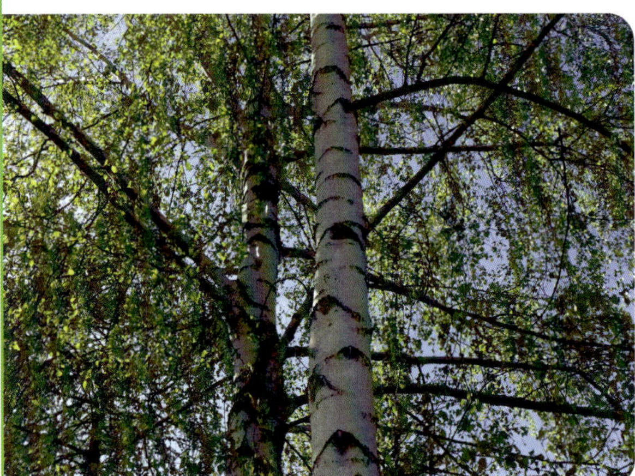

Birke, Hänge-
Betula pendula

›Wirkt tröstend und lebensbejahend‹

Wirkung:
gegen Schuppenflechte, Ekzeme, Neurodermitis, Hautallergien, Haut- und Altersflecken, Nervenenden werden schmerzunempfindlicher, regt Leber, Galle, Blase und Niere an

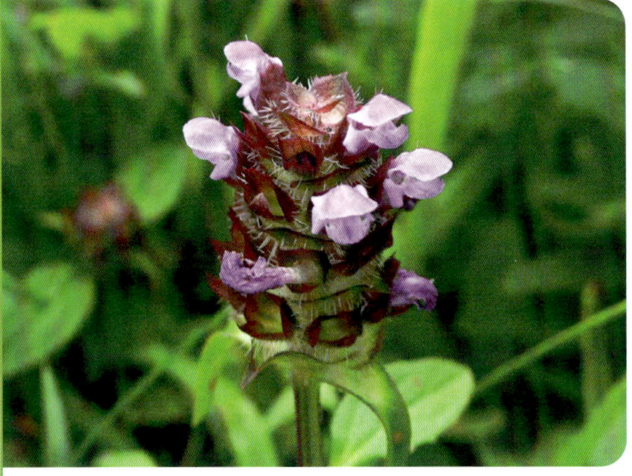

Braunelle, kleine
Prunella vulgaris

›Stärkt die Widerstandkraft‹

Wirkung:
antibakteriell, tonisierend, blutstillend, krampflösend, hilft bei Wunden, Verbrennungen, starke Menstruation, Krebs, HIV, Leber- und Gallenbeschwerden, enthält Rosmarinsäure: natürlicher Hautschutz

Brennnessel, große
Urtica dioica

›Löst Blockaden, fördert die Beweglichkeit‹

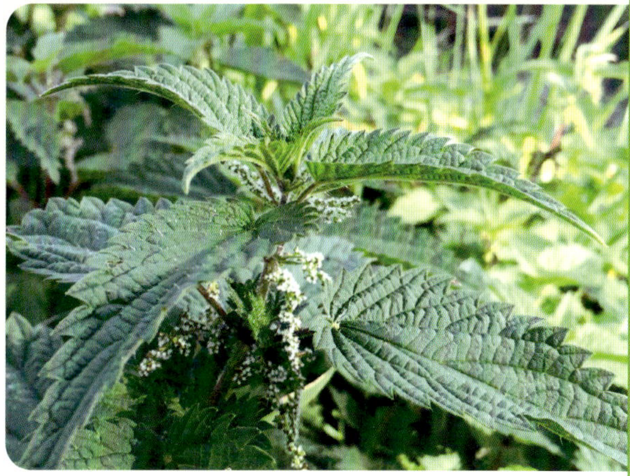

Wirkung:
blutreinigend, blutbildend, stoffwechselfördernd, hilft bei Rheuma, Gicht, Ischiasbeschwerden, Bauchspeicheldrüsenschwäche, Harnwegserkrankungen, Bluthochdruck, Menstruationsbeschwerden, Magen-, Darm- und Milzerkrankungen, Leber-, Gallen- und Nierenbeschwerden

Eiche, Stiel-
Quercus robur

›Verhilft zu Kraft und Ausdauer‹

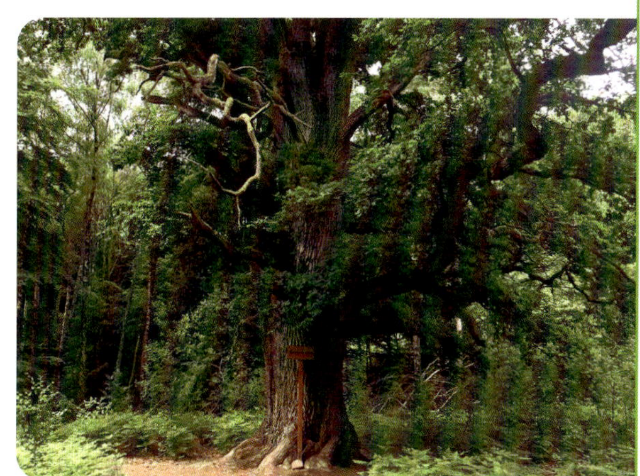

Wirkung:
entzündungshemmend, antibakteriell, pilzfeindlich, blutstillend, schmerzlindernd, gegen Krampfadern, hemmt Schweißbildung, hilft bei Blasen- und Leberleiden, Zahnfleischentzündung

Esche, gewöhnliche
Fraxinus excelsior

›Macht bewusst und vergegenwärtigt das Jetzt‹

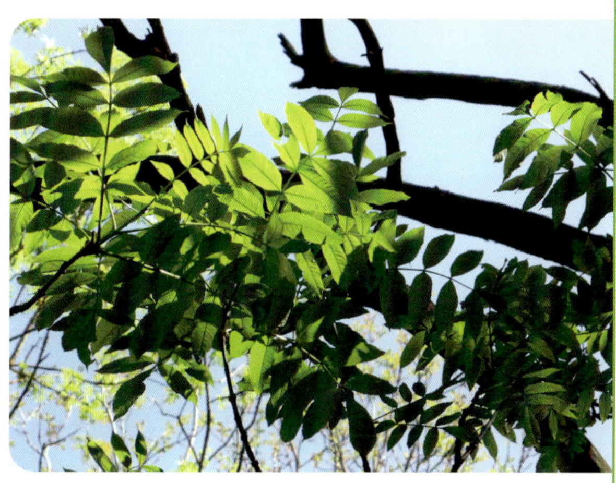

Wirkung:
harntreibend, abführend, blutreinigend, fiebersenkend, gegen Muskelkater, Gicht, Rheuma, hilft bei Wundversorgung, Blasen-, Leber- und Milzleiden

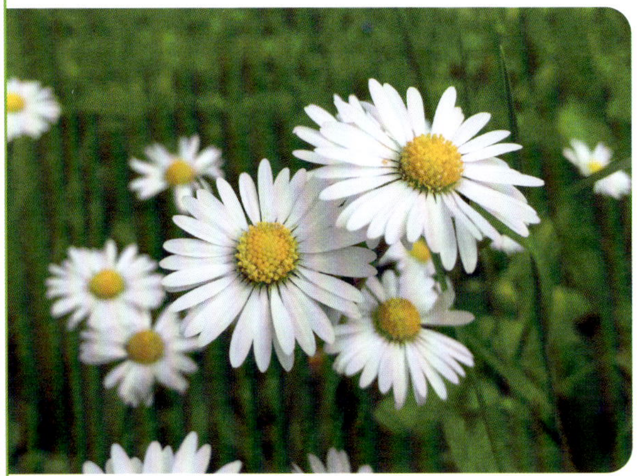

Gänseblümchen, gewöhnliches
Bellis perennis

›Stärkt das Urvertrauen‹

Wirkung:
krampfstillend, blutreinigend, blutstillend, stoffwechselanregend, hilft bei Husten, inneren Blutungen, Stoffwechselproblemen, Frühjahrsmüdigkeit, Verrenkungen, Quetschungen, Hauterkrankungen (auch unreine Haut), Rheuma, Gicht, Menstruationsbeschwerden, Blasenproblemen, Nierensteinen

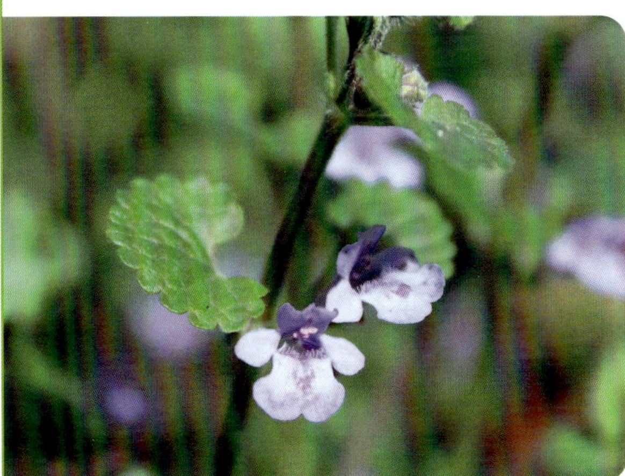

Gundermann
Glechoma hederacea

›Schützt und fördert die Sensibilität‹

Wirkung:
entzündungshemmend, schleimlösend, stoffwechselfördernd, hilft bei verschleimten Lungen, Bronchitis, Schleimhautentzündung, (chronischem) Schnupfen, Tinnitus, Tumoren, schlecht heilenden Wunden, Unterstützung von Leber, Blase und Nieren, Ausleitung von Schwermetallen

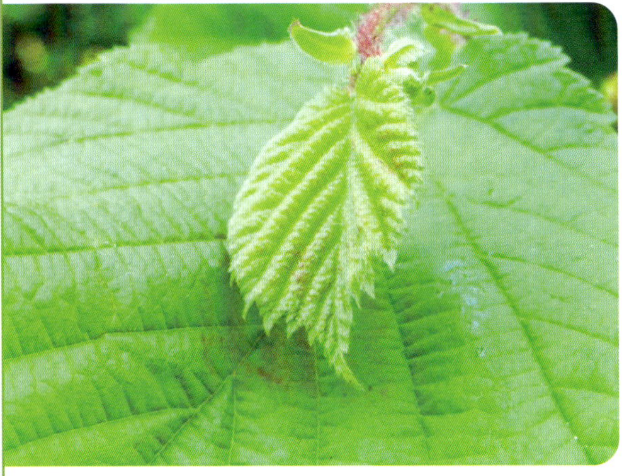

Hasel, gemeine
Corylus avellana

›Bringt Frieden und wirkt ausgleichend‹

Wirkung:
entzündungshemmend, gewebefestigend, schweißtreibend, beruhigend, beugt Faltenbildung und Schwangerschaftsstreifen vor

Johanniskraut, echtes
Hypericum perforatum

›Bringt Licht und Zuversicht‹

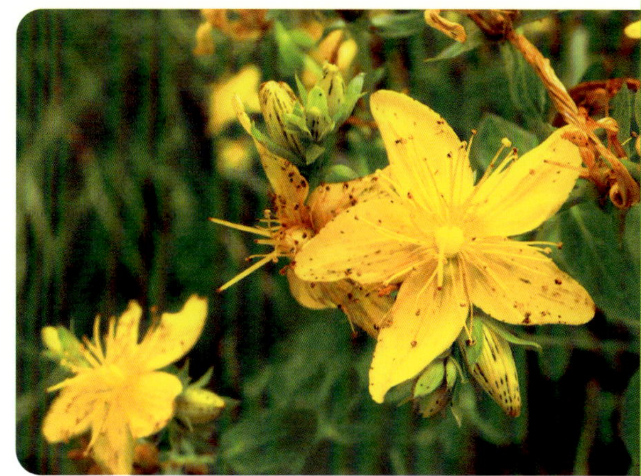

Wirkung:
entzündungshemmend, schmerzstillend, tonisierend, hilft bei Nervenentzündungen, Muskelschmerzen, Verletzungen und Verbrennungen (ersten Grades), Hautreizungen, Schlafstörungen, nervöser Unruhe, Angstzuständen, Menstruationsstörungen, Immunschwäche

Kiefer, Wald-
Pinus sylvestris

›Bringt Freude und Fülle‹

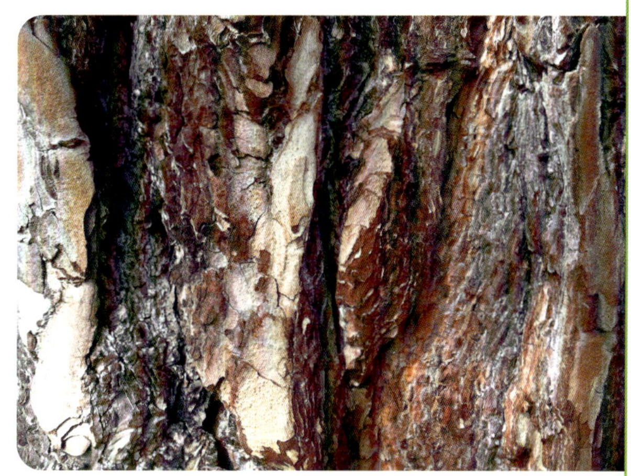

Wirkung:
antibakteriell, keimabtötend, wassertreibend, beruhigend, schlaffördernd, nervenstärkend, hilft bei Atemwegserkrankungen, Muskelkater, Muskelverspannungen, Rheuma, Gicht, Neuralgien, Wundheilung, Blasen- und Nierenprobleme

Labkraut, weißes
Galium album

›Schützt gegen Erdstrahlen‹

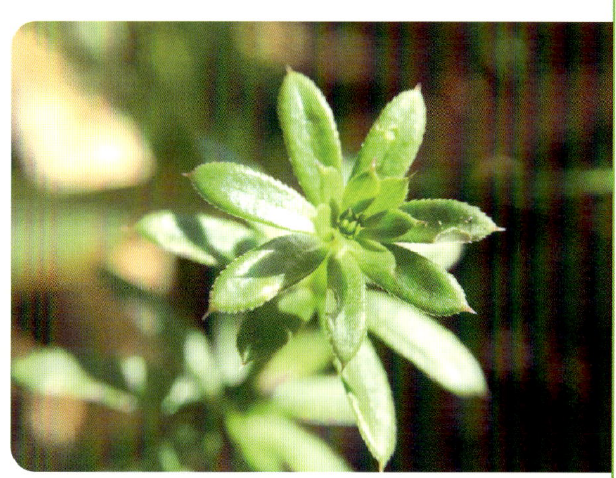

Wirkung:
entzündungshemmend, reinigend, hilft bei Hautproblemen, Schuppenflechte, schlecht heilenden Wunden, Verdauungsproblemen, Ohrenschmerzen, Übergewicht, Nieren- und Blasenproblemen

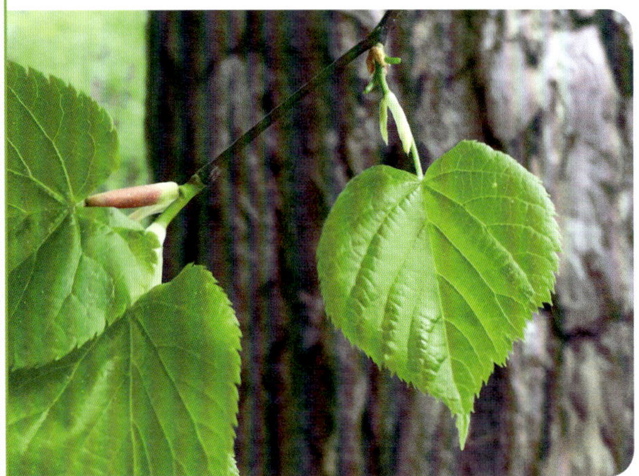

Linde, Sommer-
Tilia platyphyllos

›Hilft bei Existenzängsten‹

Wirkung:
beruhigend, blutreinigend, harntreibend, krampflösend, schleimlösend, schweißtreibend, hilft bei Schlaflosigkeit, Angstzuständen, Nervosität, Migräne, Rheuma, Erkältungen, Hexenschuss, Ischias, Wunden, Falten, Ödemen

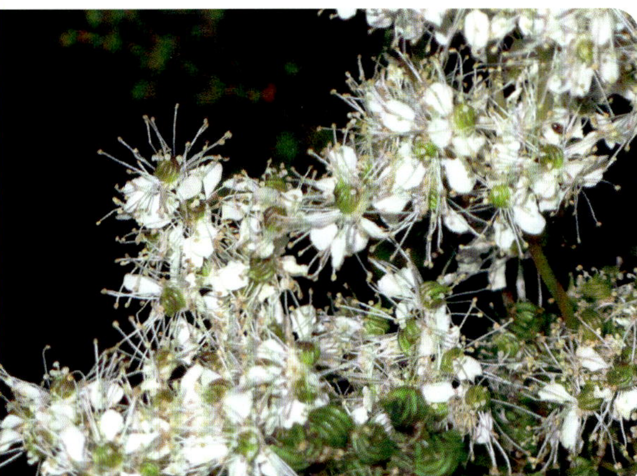

Mädesüß, echtes
Filipendula ulmaria

›Wirkt herzöffnend und hilft beim Loslassen‹

Wirkung:
schmerzstillend, schweißtreibend, entzündungshemmend, hilft bei Fieber, Erkältung, Schmerzen, Blutreinigung, Schlafstörungen, Migräne, Arthritis, Arthrose, Gicht, Rheuma, Krämpfen, Schuppenflechte, Neurodermitis, Leberstörungen, Magen-, Nierenproblemen

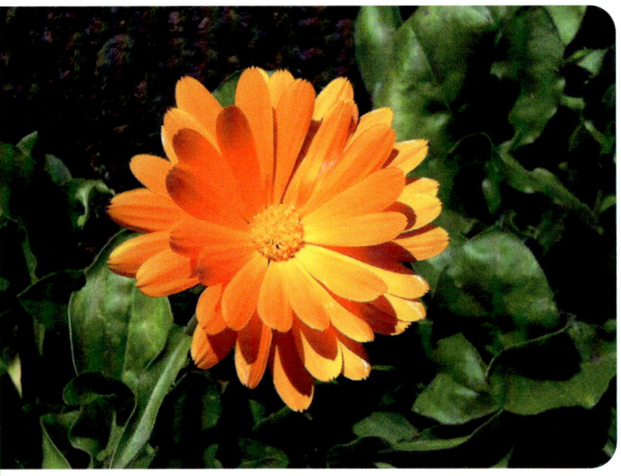

Ringelblume
Calendula officinalis

›Lädt zum Tagträumen ein‹

Wirkung:
abschwellend, antibakteriell, fungizid, entzündungshemmend, hilft bei Wundheilung, Eiterungen, Hautentzündungen, schlecht heilenden Wunden, Quetschungen, Zerrungen, Furunkeln, Ekzemen, Sonnenbrand, Ausschlägen, wunden Babypopos und Brustwarzen, gesprungenen Lippen, offenen Beinen

Rosskastanie, gewöhnliche
Aesculus hippocastanum

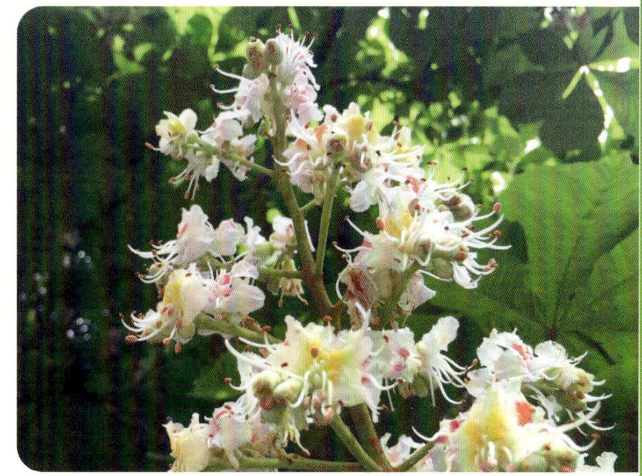

›Fördert die Eigenständigkeit‹

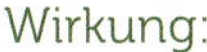

Wirkung:
hilft bei rheumatischen Schmerzen, Venenproblemen, Durchblutungsstörungen, Husten, Bronchitis, Krampfadern, Durchfall, Leberschwellung

Rotbuche
Fagus sylvatica

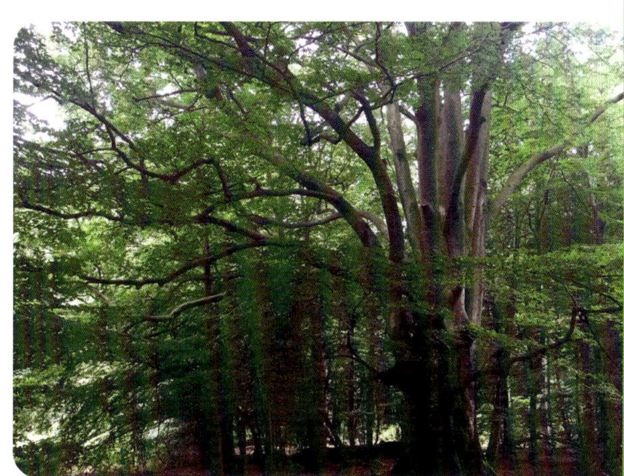

›Verhilft zu Klarheit‹

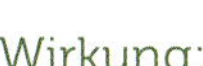

Wirkung:
zusammenziehend, entzündungshemmend, desinfizierend, fiebersenkend, hilft bei Heiserkeit, Menstruation, magen-, leber- und gallestärkend

Schafgarbe, gewöhnliche
Achillea millefolium

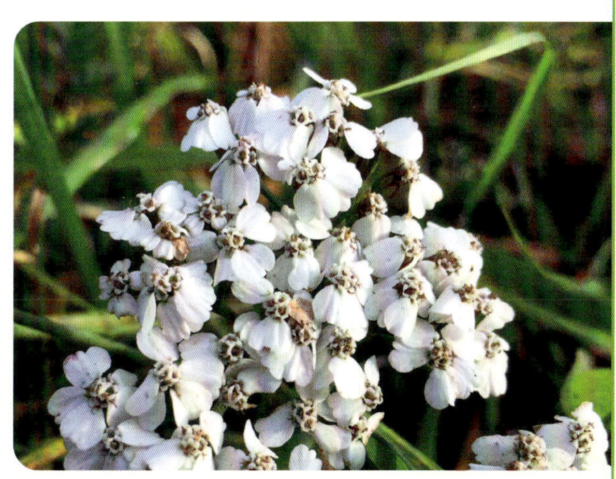

›Stärkt die Nerven und hilft Eindrücke zu verarbeiten‹

Wirkung:
blutreinigend, blutstillend, krampflösend, gefäßtonisierend, hilft bei Verletzungen, Hautkrankheiten, Ekzemen, Schuppenflechte, Sonnenbrand, Geschwüren, Gürtelrose, wunden Brustwarzen, Afterjucken, Blutungen, Verdauungsbeschwerden, Menstruations- und Wechseljahrsstörungen

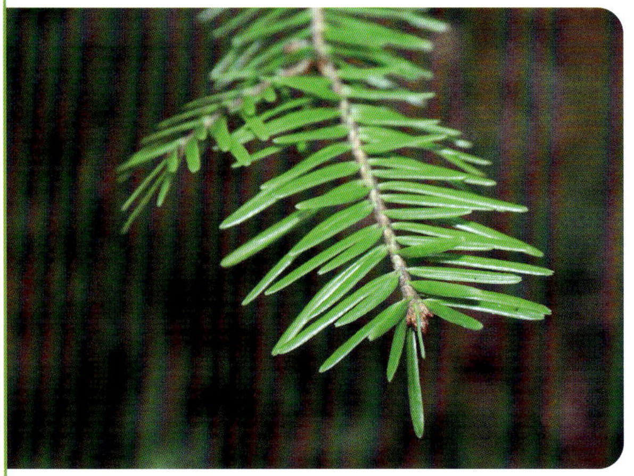

Tanne, Weiß-
Abies alba

›Fördert die Durchsetzungskraft‹

Wirkung:
schlaffördernd, nervenstärkend, herzunterstützend, hilft bei Atemwegserkrankungen, Bronchitis, Blasenentzündungen, Muskelkater, -verspannungen, Rheuma, Arthrose, Unterstützung der Stimmbänder

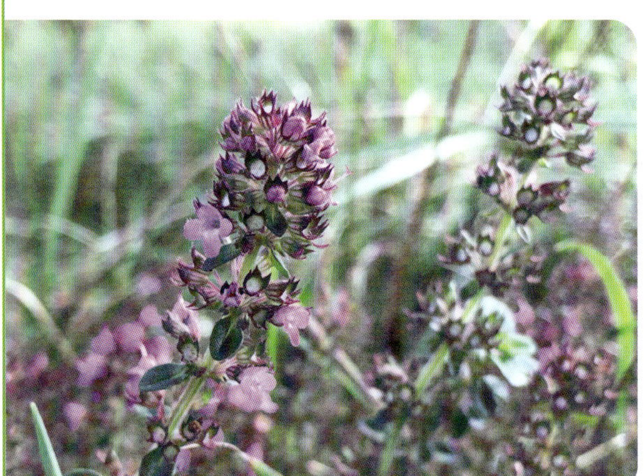

Thymian, echter
Thymus vulgaris

›Fördert die Zufriedenheit‹

Wirkung:
schleimlösend, schmerzstillend, tonisierend, hilft bei Erkältungen, Bronchitis, (Keuch)Husten, Asthma, Halsentzündungen, Heiserkeit, Nervenschwäche, Schlaflosigkeit, Alpträumen, Epilepsie, Kater, Verstauchungen, Gelenkschmerzen, Quetschungen

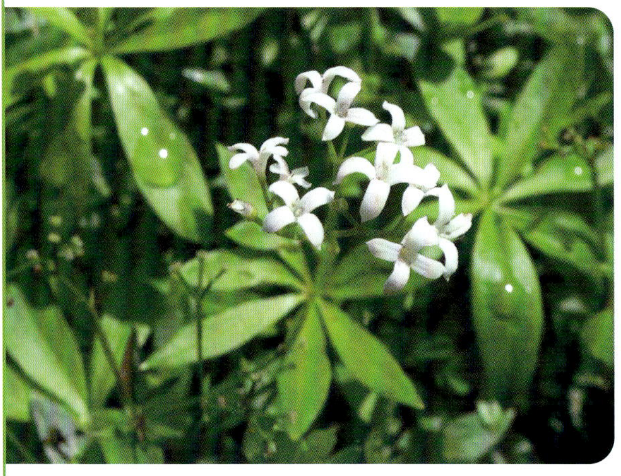

Waldmeister
Galium odoratum

›Fördert die Selbstliebe‹

Wirkung:
beruhigend, krampflösend, schmerzstillend, gefäßstärkend, hilft bei Menstruationsbeschwerden, Migräne, Kopfschmerzen, Herzschwäche, nervöser Unruhe und Schlaflosigkeit, Nervenschmerzen, Venenschwäche, Ödemen, Furunkeln, Ekzemen, schlecht heilenden Wunden

Walnuss, echte
Juglans regia

›Fördert die Entschlossenheit‹

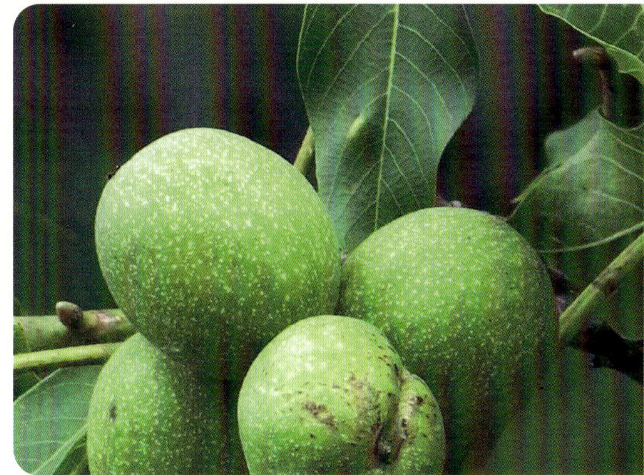

Wirkung:
hilft bei chronischen Atemwegserkrankungen, Herzschwäche, offenen Beinen, Krampfadern, Venenentzündungen, Hautausschlägen, Hauterkrankungen, gegen Würmer, Lymphdrüsenschwellungen, Magen-Darm-Katarrh

Wegerich, mittlerer
Plantago media

›Hilft neue Wege zu gehen‹

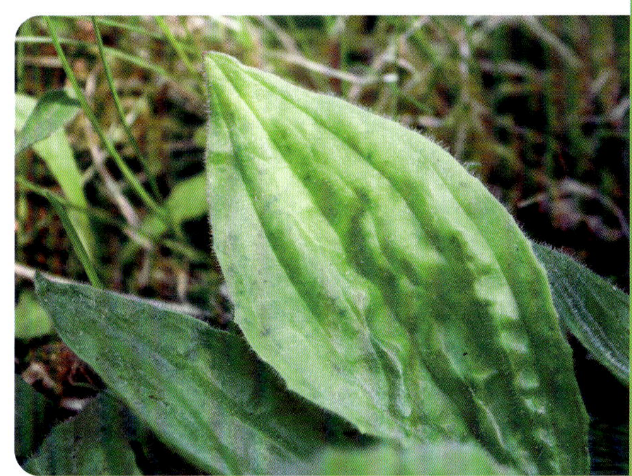

Wirkung:
abschwellend, adstringierend, blutstillend, entzündungshemmend, hilft bei Katarrhen, Reizhusten, Heiserkeit, Lungen- und Bronchialleiden, Asthma, Schleimhautentzündungen in Mund und Rachen, Brandwunden, Bissen, Stichen, Brüchen, Blutungen, wunden Füßen, Neurodermitis, Blutarmut

Weide, Silber-
Salix alba

›Hilft alte Muster zu lösen‹

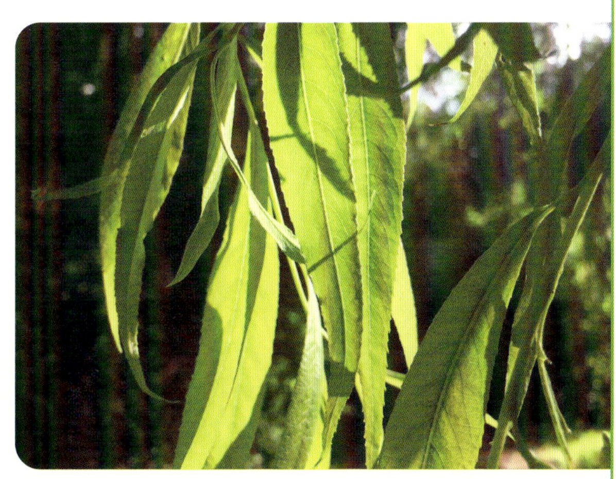

Wirkung:
fiebersenkend, schmerzlindernd, hilft bei Rheuma, Gicht, Entzündungen, Hauterkrankungen, Wunden, Fußschweiß, Erbrechen, Magen- und Darmverschleimungen, Blasenkatarrhen

Salbenherstellung

Nachdem Ihr nun einige Grundkenntnisse zu den wichtigsten Basisölen erhalten habt und Impulse für geeignete Pflanzenbestandteile sammeln konntet werden wir mit der Zubereitung der ersten Salbe beginnen.
Zuallererst solltet Ihr Euch überlegen, zu welchem Zweck Ihr die Salbe herstellen möchtet. Dies wird Eure Entscheidung, welches Basisöl und welche pflanzlichen Zutaten zur Herstellung verwendet werden sollen, wesentlich erleichtern.

Auswahl der Öle

Das Basisöl wählt Ihr nach Eurem geschmacklichen Belieben oder nach der Heilwirkung aus. Zudem gibt es die Möglichkeit, wie eingangs erwähnt, einen Ölauszug aus Pflanzenbestandteilen ergänzend oder auch ausschließlich zu nutzen.

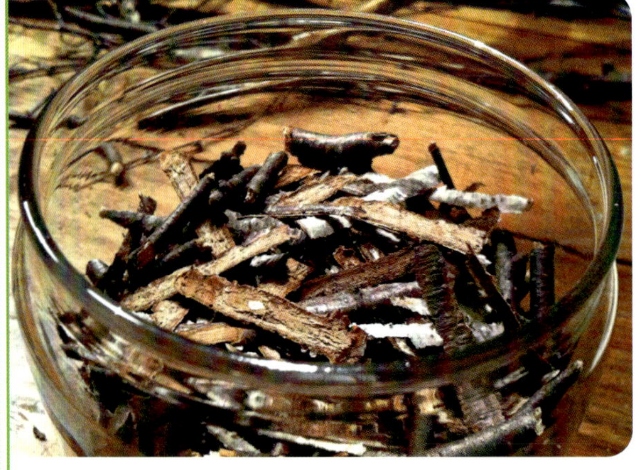

Mit Birkenrinde lässt sich ein wunderbares Auszugsöl herstellen.

Auswahl der Pflanzenbestandteile

Nun wählt Ihr die Pflanze bzw. Pflanzen, welche Ihr in die Salbe mit einbringen möchtet. Hierzu könnt Ihr sowohl frische als auch getrocknete Pflanzenteile verwenden, ggfs. diese auch mischen, je nach Jahreszeit und Verfügbarkeit.
Ich möchte hier keine Gewichtung geben, ob frische oder getrocknete Pflanzenteile zu bevorzugen sind. Ich selbst nehme gerne die frisch gesammelten Pflanzen. Aber im Winter bin ich froh, wenn ich auf meinen Vorrat an getrockneten Blättern, Blüten und Rindenstücken zurückgreifen kann, ohne auf die Salbenproduktion verzichten zu müssen.

Auswahl des Konsistenzgebers (Verdickungsmittel)

Konsistenzgeber sind Stoffe, die das Öl zu einer schmierbaren Salbe machen, sie agieren als Verdickungsmittel. Es gibt verschiedene Konsistenzgeber, welche auch kombiniert in einer Salbe genutzt werden können.

Hier eine Auswahl:

- Bienenwachs: härtet recht stark und hat eine gute Schutzwirkung, da es sich als Film über die Haut legt. Es hat antibakterielle Eigenschaften und macht außerdem die Haut geschmeidig und stimuliert die Durchblutung.
- Kakaobutter: diese wird aus Kakaobohnen gewonnen und bietet eine gute Zusatzfettung für die Haut. Sie härtet jedoch nur wenig.
- Shea-Butter: Shea-Butter wird aus dem afrikanischen Karite-Baum gewonnen. Sie ist sehr heilsam und macht die Salbe schön streichfähig und besitzt zudem einen zwar geringen, jedoch natürlichen Lichtschutzfaktor. Shea-Butter härtet wenig.
- Lanolin (Wollwachs): Lanolin ist sehr weich, hat aber eine gute Heilwirkung, härtet jedoch ebenfalls wenig.

Werkzeuge

Nun sind die Hauptbestandteile ausgewählt. Die Arbeitsfläche und die u. g. Hilfsmittel sollten gut gereinigt sein. Ihr benötigt noch folgende Utensilien:

- 1 Messbecher
- 1 Topf
- 1 altes Küchentuch zum Abseihen
- 1 Thermometer
- 2 kleine Schüsselchen
- 1 Holzrührlöffel
- 1 kleiner Löffel
- Küchenkrepp
- Bindfaden und Schere
- Waage

Die einzelnen Schritte zur Salbenherstellung

Gebt das gewählte Öl bzw. Öle in einen Topf und fügt die Pflanzenteile hinzu. Nun wird das Ganze vorsichtig unter Zuhilfenahme eines Thermometers langsam bis ca. 50°C erhitzt.
Den Pflanzenteilen werden durch die Erwärmung die Inhaltsstoffe entzogen, diese können somit im Öl ihre volle medizinische Wirkung entfalten.
Nach ca. 10 Minuten schaltet Ihr den Herd ab und lasst die pflanzlichen Inhaltsstoffe noch ein paar Stunden, ggfs. über Nacht, in dem sich abkühlenden Öl ziehen.

Hinweis: Möchtet Ihr Harz in Eurer Salbe verwenden solltet Ihr dies unbedingt in einem kleinen Säckchen verpackt ins Öl geben. Schwimmt das Harz frei im Öl, verklebt es den Topf und lässt sich nur schwer wieder entfernen. Falls Ihr dies doch einmal probieren möchtet habe ich Euch für die Reinigung folgenden Tipp: Harz lässt sich am besten mit Öl lösen!
Da ich mittlerweile regelmäßig Harzsalben herstelle, für welche ich das Harz direkt ins Öl gebe, habe ich einen alten Kochtopf geopfert, welchen ich ausschließlich für die Harzsalbenherstellung verwende.

Bevor Ihr mit der Herstellung der Salbe beginnt, legt Ihr am besten ein kleines Schüsselchen ins Gefrierfach. Dieses kalte Schüsselchen wird später benötigt, um die Konsistenz der abgekühlten Salbe testen zu können.

Die Schlüsselblume wirkt beruhigend auf Nerven und Gemüt. Auch bei Kopfschmerzen und Verspannungen ist sie ein wundervolles Heilmittel.

Nach dem Abkühlen wird das Öl von den Pflanzenteilen getrennt. Hierzu dient am besten ein altes Geschirrtuch. Vorsichtig das Öl durch das Tuch in ein Gefäß abseihen. Jetzt wird das gefilterte Öl mit Hilfe eines Konsistenzgebers, ich nehme bevorzugt Bienenwachs, zu einer Salbe gerührt. Dazu erhitzt Ihr das Öl nochmals auf ca. 50°C und fügt das Bienenwachs bei. Das Bienenwachs muss sich nun komplett im Öl auflösen. Das Mischungsverhältnis von Bienenwachs zu Öl ist 1:10. Habt Ihr also z. B. 250 ml Öl für die Salbe vorgesehen, verwendet Ihr 25 g Bienenwachs.

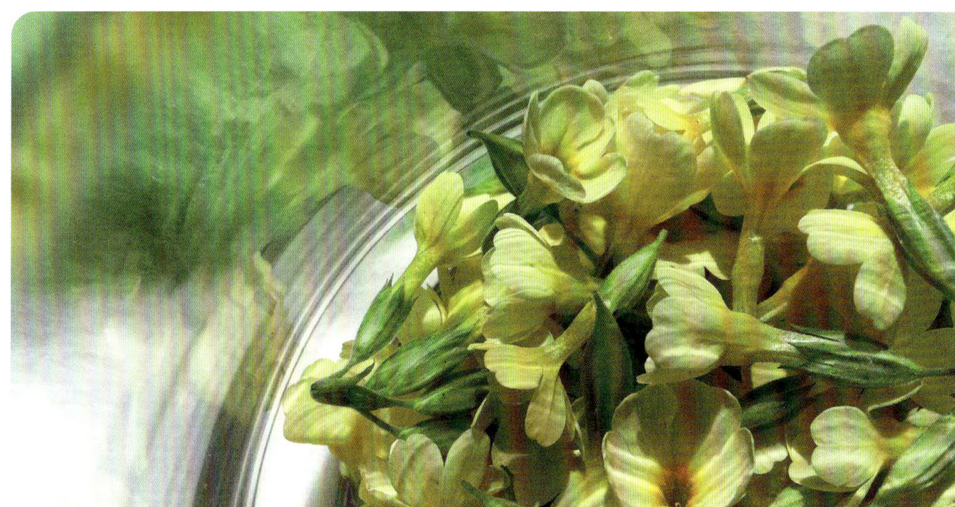

Möchtet Ihr der Salbe noch eine spezielle Note geben? Auch hier sind Eurer Fantasie keine Grenzen gesetzt. Ihr könnt aus vielerlei Ätherischen Ölen – natürlich unter Beachtung der Hautverträglichkeit – wählen, mit welchem Ihr die Salbe noch verfeinern möchtet. Wie der Duft bei der erkalteten Salbe dann zur Geltung kommt, lässt sich jedoch oft erst nach Fertigstellung der Salbe genau erkennen, wenn sie in der Dose oder im Glas richtig erkaltet ist. Hier heißt es einfach ausprobieren und auf jeden Fall die genaue Menge (also Anzahl der Tropfen) notieren, damit Ihr eine gelungene Salbe auch wieder genauso reproduzieren könnt.

Um die Konsistenz der Salbe zu testen lasst Ihr etwas Öl in das kalte Schüsselchen aus dem Gefrierfach tropfen. Nach kurzer Zeit erhärtet sich bereits das Öl-Bienenwachs-Gemisch und Ihr könnt prüfen, ob die Salbe nun die gewünschte Konsistenz hat. Ist sie zu weich, gebt einfach noch etwas Bienenwachs hinzu, ist sie zu hart, etwas Öl.

Seid Ihr mit der Konsistenz Eurer Salbe zufrieden, füllt Ihr diese in kleine Töpfchen oder Gläser. Am besten ist es, die Salbe randvoll einzufüllen, da sie durch den Luftausschluss länger haltbar bleibt. Lasst die Töpfchen bzw. Gläser noch offen stehen, bis die Salbe vollständig abgekühlt ist. Wichtig ist, die Salbentöpfchen schnellstmöglich zu beschriften. Später weiß man ggfs. nicht mehr so genau, welche Zutaten die Salbe enthält und wann sie genau hergestellt wurde.
Wer Lust und Freude daran hat ein bisschen kreativ zu sein dem empfehle ich, sich einen Namen für die selbst hergestellte Salbe auszudenken. Hier ein Beispiel aus meinem eigenen Sortiment: ›Alles Dufte‹ für eine Deosalbe.

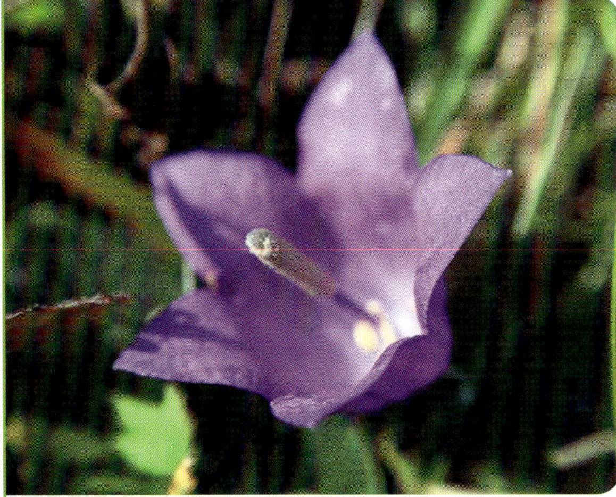

Glockenblumen sind nicht nur schön anzusehen: sie enthalten Wirkstoffe, welche blutstillend und entzündungshemmend wirken.

Unterschied zwischen Salben und Cremes

Oftmals werde ich gefragt, wie sich eine Salbe von einer Creme unterscheidet. Sobald ein größerer Anteil Wasser zur Salbe beigemischt wird spricht man von einer Creme. Cremes enthalten zusätzlich Emulgatoren, um die Fett- und Wassermoleküle zu verbinden.
Emulgatoren sind z. B. Lanolin, Wollwachsalkohole, Emulsan, Tegomuls, Eucerin und Reinlecithin. Emulgatoren haben zum einen positive, oft auch heilende Wirkung auf unseren Körper, sind jedoch teilweise auch künstlich hergestellte Produkte.
Hier bleibt Euch überlassen, ob Ihr diese zusätzlichen Stoffe in Eure Salben zur Herstellung einer Creme einbringen möchtet oder nicht.

Ferner ist bei Cremes darauf zu achten, dass sie schnell ranzig werden können. Hier empfiehlt sich, Vitamin-E-Acetat beizufügen, um dies zu vermeiden.
Ich selbst bevorzuge die Salbenherstellung nach alter Tradition ohne Wasseranteil und ohne Zugabe von Emulgatoren. Oft benetze ich meine Haut mit etwas Wasser und trage dann die Salbe auf. Somit habe ich die gleiche Wirkung wie bei einer Creme, nämlich einen zusätzlich feuchtigkeitsspendenden Anteil in meiner Salbe.

Viel Spaß und gutes Gelingen wünsche ich Euch!

Meine bevorzugten Bezugsquellen:

Basisöle und Ätherische Öle
www.der-bio-shop.info
www.dragonspice.de
www.maienfelser-naturkosmetik.de
www.primaveralife.com

Pflanzenteile
www.meine-teemischung.de

Bienenwachs
www.dragonspice.de
Apotheke

Salbenkruken/-dosen
www.paracelsus-versand.de
Apotheke

Haut- und Massageöle

Durch die Einführung in die Salbenherstellung habt Ihr bereits detaillierte Informationen zu Basisölen bekommen. Diese lassen sich gleichfalls wunderbar für Haut- und Massageöle einsetzen und kombinieren.
Ölauszüge können auch hier eine wertvolle und wichtige Ergänzung sein. Es gibt sogar Masseure/Masseurinnen, die sich ausschließlich Auszugsölen bedienen.

Falls Ihr beruflich mit Haut- und Massageölen arbeitet ist es besonders wichtig, sich die Wirkung bestimmter Pflanzen bewusst zu machen. So kann der Einsatz von Johanniskrautöl Hautveränderungen hervorrufen, falls die Person sich anschließend direkt in der Sonne aufhält. Bei Menschen mit Arthrose, Gicht oder Rheuma kann ein Brennnessel-Auszugsöl leichtes Brennen an den Gelenken bis hin zu einem unangenehm aufdringlichen Prickeln verursachen.
Es gibt jedoch genügend Kräuter und Bäume, die sich unbedenklich für alle Hauttypen einsetzen lassen, wie das Gänseblümchen, Labkraut, Linden oder Schafgarbenblüten.

Zur Verfeinerung und Abrundung von Haut- und Massageölen sind Ätherische Öle für viele Menschen nicht mehr wegzudenken. Es sollten jedoch 15 Tropfen je 100 ml nicht überschritten werden, da es sonst zu Hautreizungen kommen kann.
Bei Ätherischen Ölen gilt gleichfalls, dass nicht jede Haut und jeder Mensch jedes Öl verträgt. Eine Möglichkeit, die Reaktion auf ein Ätherisches Öl zu testen, ist einen Tropfen dieses Öls in die Armbeuge aufzutragen.
Eine weitere Möglichkeit, die Verträglichkeit zu überprüfen, ist der kinesiologische Muskeltest, mit welchem Ihr positiv/negativ bzw. ja/nein abfragen könnt.
Im Zweifelsfall mit einem Arzt oder Heilpraktiker Rücksprache nehmen, bevor es zu unliebsamen Nebenwirkungen kommt.

Auf eine umfangreiche Auswahl Ätherischer Öle und deren heilkundliche Wirkung werden wir im Rahmen der Raum- und Aurasprays noch genauer eingehen.

Ich habe Euch hier drei Rezepte für die Zubereitung von Massageölen aufgeführt, die Euch als Ideen- und Impulsgeber dienen sollen:

Die Schafgarbe ist eine der wichtigsten Heilkräuter für die Haut. Sie wirkt blutstillend, antibiotisch, entzündungshemmend, schmerzlindernd und beruhigend.

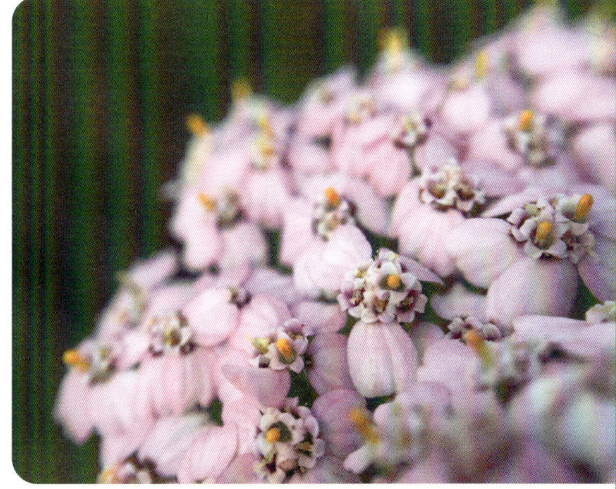

Massageöl zur Entspannung
100 ml Jojobaöl
5 Tropfen Melissenöl
5 Tropfen Lavendelöl
1 Tropfen Jasminöl

Massageöl zur Anregung
100 ml Mandelöl
3 Tropfen Rosmarinöl
3 Tropfen Zitronenöl
3 Tropfen Thymianöl
2 Tropfen Eukalyptusöl

Massageöl ›Gute Laune‹
100 ml Mandelöl
6 Tropfen Fenchelöl
5 Tropfen Zitronengrasöl
2 Tropfen Rosengeranienöl
1 Tropfen Muskatellersalbeiöl

Stechpalme – Baum des Jahres

Früher dachte ich, dass die Stechpalme eine exotische Pflanze aus fernen Landen sei. Ganz verkehrt lag ich damit nicht, denn es gibt verschiedene Arten von Stechpalmen: viele davon sind in den Tropen und Ostasien zuhause. Aber es gibt auch diejenigen, welche sich im gemäßigten Klima Mitteleuropas zuhause fühlen, und dazu gehört eben die Europäische Stechpalme!

Ich finde es immer wieder spannend, dass ich mich manchmal dabei ertappe zu meinen, ich wüsste etwas. Beim Überprüfen stellt sich jedoch vielleicht eine andere Wahrheit heraus. Aber das funktioniert auch anders herum: so las ich vor kurzem, dass die Europäische Stechpalme nur milde Winter verträgt. Aber offensichtlich kommt sie auch gut mit den kalten Schwarzwaldregionen klar - vielleicht wird sie durch den Wuchs anderer Bäume geschützt. Nun ja – die Wahrheit liegt wohl dazwischen.

In Norddeutschland nennt man die Stechpalme auch 'Hülse"'oder 'Holst'. Hier kann man die Verwandtschaft zum englischen 'holly' erkennen. In Bayern wird sie dank ihrer ausdrucksstarken Blätter 'Walddistel' genannt.

Was jedoch unbestreitbar ist: die Stechpalme zeichnet sich durch große Wuchsfreudigkeit aus! Hat sie sich einmal im Wald niedergelassen bildet sie starke Wurzelsprosse und breitet sich so unbehelligt großflächig aus. Man sprach früher deshalb auch vom ‚Wald unter dem Walde', weil die Stechpalmen ganze Waldflächen unterwanderten.

Ist das nun Zufall, dass man diesen Baum - der übrigens auch als Strauch vorkommt - zum Baum des Jahres gewählt hat?

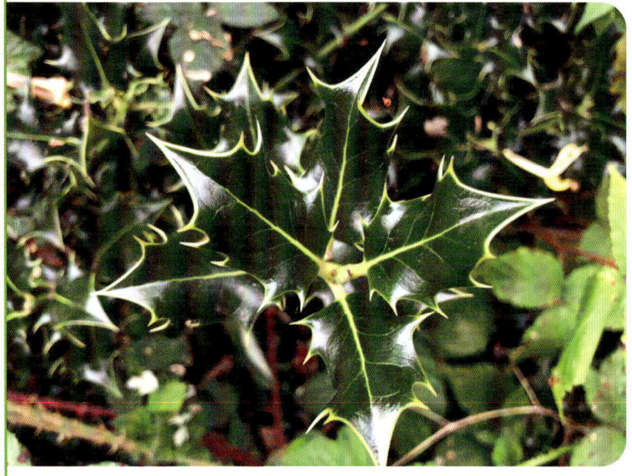

Natürlich könnte man dafür gute Gründe finden: so ist die Europäische Stechpalme im Winter ein beliebter Schlafplatz für kleinere Vögel. Im Frühling werden die Blüten von Insekten, vor allem Bienen, besucht. Die Samen sind im Herbst ein Leckerbissen für viele heimische Vogelarten. Auch traditionell ist sie mit uns eng verbunden: Früher hat man z. B. die belaubten Zweige gebündelt und zum Reinigen von Schornsteinen verwendet. Die giftigen Früchte wurden bei Verstopfung eingesetzt, die Blätter bei Rheuma und Magenschwäche. Das grüne Holz ist dicht und schwer, aber durch seine gute Polierfähigkeit gut für Schnitzwerk geeignet.

Was mich allerdings aufhorchen lies sind die Erzählungen, welchen Stellenwert die Stechpalme in der Mystik und in den Religionen hatte: Wie auch andere immergrüne Pflanzen steht die Stechpalme mit ihren immergrünen Blättern in der Symbolik für Hoffnung, die kräftig roten Beeren für die Liebe.

Ist es nicht genau das, was wir zum einen mit der Weihnachtszeit verbinden?! Das Fest der Freude und der Liebe?! Und ist es nicht genau auch das, nach was wir uns als Menschheit im Moment am meisten sehnen?!

Ich denke, dass die Wahl des Baumes 2021 nicht treffender hätte sein können - ein Geschenk für uns alle: Danke, Mutter Natur!

Hahnenfuß – das Wunder für die Haut

Eine unserer bekanntesten heimischen Pflanzen ist der Hahnenfuß, auch Butterblume genannt. Seinen Namen Hahnenfuss verdankt diese Pflanze den Blättern, die Ähnlichkeiten mit den Zehen von Hähnen aufweisen.
Obwohl bei uns vor allem der Scharfe und der Kriechende Hahnenfuß bekannt ist, wachsen allein in Mitteleuropa 60 verschiedene Arten, weltweit selbst über 2500 Arten dieser Pflanze! Wenn man den Statistiken glauben darf, ist der Hahnenfuss das meist vertretene Kräutlein in Deutschland. Doch ist der Hahnenfuß auf diese nationale Ehre nicht angewiesen, ist er doch ein richtiggehender Kosmopolit, der beinahe überall auf der Erde vertreten ist. Er hat es geschafft, sich sowohl in Erde, im Sumpf und selbst mitten im Wasser heimisch zu fühlen!

Die Blüten der Hahnenfußarten sind meist 5-blättrig und sind vor allen in Gelb- und Weißtönen zu sehen. Hierzulande blüht sowohl der Scharfe als auch Kriechende Hahnenfuß ab Mai und selbst im Oktober erfreut er uns noch mit seiner kräftigen, gelben Blütenpracht.

So mancher hat allerdings mit diesem Wiesenbewohner auf eine andere Art Bekanntschaft gemacht, nämlich beim Laufen über frisch gemähte Wiesen. Der Saft der frischen geschnittenen Pflanzen führt bei empfindlichen Menschen zu Rötungen und Reizungen der Haut.
Genau dieses Phänomen hat sich die Homöopathie zunutze gemacht. Nach dem Hahnemann'schen Prinzip - 'similia similibus curentur' = Ähnliches mit Ähnlichem heilen - werden verschiedene Arten des Hahnenfuß bei Hauterkrankungen eingesetzt, wie Gürtelrose, Nesselsucht, Geschwüre, Hautausschläge und Warzen.

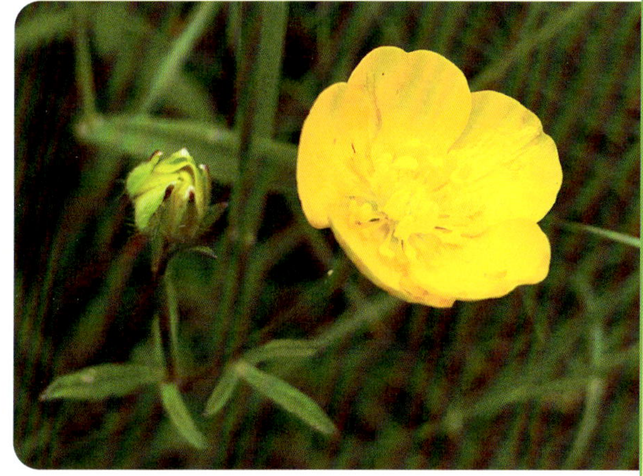

Maria Treben schätzte den Hahnenfuß vor allem bei Nagelverletzungen, Nagelbettentzündungen und brüchigen Nägeln.

Alle Hahnenfuß-Arten sind aufgrund verschiedener Giftstoffe, vor allem dem Protoanemonin, als leicht giftig bis giftig deklariert. Daher klingt es verwunderlich, dass dieser Pflanze früher in der Pflanzenheilkunde nicht nur äußerlich sondern auch innerlich Anwendung fand. Z. B. wurde diese Giftigkeit eingesetzt, wenn der Kranke ein Abführmittel benötigte. Dies liegt u. a. daran, dass die Pflanzenkundler sich damals intensiver mit den Pflanzen beschäftigten, ihre Wirkung an sich selbst ausprobieren, und so detaillierte Kenntnisse zur Anwendung und Nebenwirkung besaßen. Viel von dem Wissen ist mittlerweile allerdings verloren gegangen.
Wir können jedoch von einem Teil dieser Kenntnisse noch profitieren. Das frische Kraut lässt sich als Auflage oder Umschlag bei Hautausschlägen, Muskelschmerzen, Rheuma und Gicht verwenden.
Für Tiere jedenfalls ist der Hahnenfuß unproblematisch. In frischem Zustand meiden sie ihn, im Heu ist dieses Kraut unbedenklich, denn durch die Trocknung gehen die darin enthaltenen Giftstoffe verloren.

Im nächsten Frühjahr, wenn Ihr dieser bekannte Wiesenbewohner wieder gegenübertretet, erfreut Euch an seinen satten, gelben Blüten. Und wenn Ihr Unterstützung für Eure Haut benötigt, wisst Ihr nun: die Natur-Apotheke hält für alles das passende Kraut bereit!

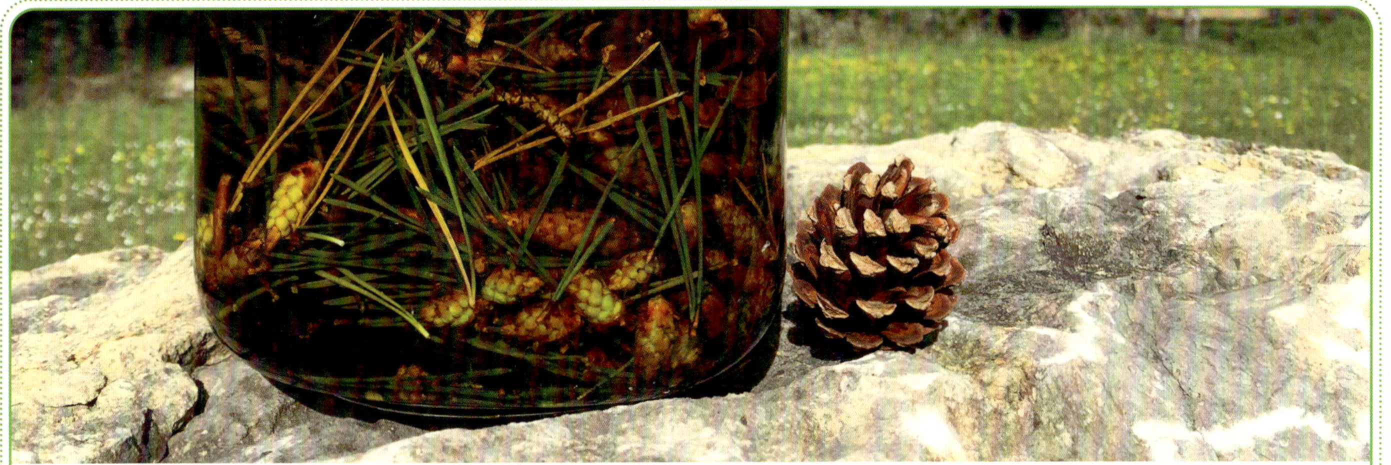

Heilpflanzen-Essenzen

Erntezeit: Sammeln, Trocknen und Aufbewahren

Wir sind mit einer reichen und kraftvollen Pflanzenwelt gesegnet. Und genauso vielseitig lassen sich unsere Pflanzen auch auf verschiedenste Art und Weise einsetzen. Ich liebe es, aus den mir besonders nahe stehenden Pflanzen Alkohol- und Ölauszüge herzustellen. Deshalb möchte ich dieser Art der Verarbeitung ein extra Kapitel widmen.

Die Alkoholauszüge bevorzuge ich vor allem zur direkten Einnahme, tropfenweise meist in einem Glas Wasser, oder auch als Beimischung zu Raum- und Aurasprays. Die Ölauszüge finden Anwendung als Heil- oder Massageöl sowie auch ergänzend zu anderen Ölen bei der Salbenherstellung.
Um nun besonders kraft- und wirkungsvolle Essenzen herzustellen, welche auch lange haltbar sind, gibt es ein paar hilfreiche Tipps, auf die ich zuerst eingehen möchte. So ist es gewährleistet, dass Ihr im Laufe der verschiedenen Jahreszeiten mit Erfolg Eure Pflanzen ernten könnt und noch lange Jahre an den daraus gewonnen Alkohol- und Ölauszügen Freude haben werdet!

Wir beginnen also mit dem, was uns so wunderbar erdet: mit dem Sammeln von Pflanzenteilen!

Pflanzen sammeln
Ein Spaziergang hinaus in Mutter Natur segnet uns mit frischer Luft und öffnet uns eine Pforte in eine Welt, die uns Ruhe, Gelassenheit und Erfüllung schenkt.
Denn in dem Moment, in dem wir uns den Kräutern und Bäumen zuwenden, sind wir mit unserem Bewusstsein ganz bei diesem – wie man es früher nannte – Grünen Volk. Wir begeben uns direkt in dieses Reich der Düfte und Farbenspiele. Was gibt es Schöneres, als inmitten dieser Pracht auch gleichzeitig ganz bei sich anzukommen.

Unsere Vorfahren wussten um die Wichtigkeit mit ganzem Bewusstsein Pflanzen zu sammeln. Zum einen war und ist es essentiell, die richtigen Pflanzen zu ernten, also nicht versehentlich ein giftiges Kraut oder giftige Blätter bzw. Nadeln mitzunehmen. Zum anderen gilt, wie auch in der Küche, die Regel, dass eine Essenz, ein Tee oder ein andere Form der pflanzlichen Verarbeitung ein Vielfaches an Heilwirkung besitzt, welche mit Liebe und Respekt zubereitet wird.

Ein respektvolles und achtsames Miteinander ist meiner Meinung nach die wichtigste Voraussetzung, damit die Artenvielfalt unserer Pflanzenwelt erhalten bleibt und auch nachfolgende Generationen Freude und Genuss an diesen Pflanzen teilen können.

Möchte sich eine Pflanze partout nicht pflücken lassen oder ein Ast nicht brechen, so dürfen sie bleiben. Alles, was sich freiwillig und leicht ›ernten‹ lässt, ist als Geschenk und Gabe zu sehen. Und über ein innerliches ›Dankeschön‹ freuen sich die Pflanzen sehr.

Am kraftvollsten empfinde ich Pflanzen, welche ich direkt bei mir aus der Umgebung frisch ernten und verarbeiten kann. Aber natürlich ist dies nicht immer, und eben auch nicht zu jeder Jahreszeit, möglich. Also greife ich auch auf getrocknete Pflanzen zurück, die ich sowohl selber gepflückt habe als auch gelegentlich zukaufe.

Ich versuche mich beim Sammeln an die wichtigsten Regeln zu halten. Dies hängt jedoch stark von dem jeweiligen Sommer ab. So ist es manchmal aufgrund längerer Regen- oder Hitzeperioden nicht möglich, den alten Leitsprüchen unserer Vorfahren gerecht zu werden, wie z. B. den Mondstand zu beachten oder speziell in der Zeit des Frauendreißigers die Kräuter zu ernten.

Der Spitzwegerich begleitet uns entlang der Wege. Dies findet sich auch in der botanischen Bezeichnung wieder. Der Name Plantago leitet sich vom lateinischen ›planta‹ ab, was Fußsohle bedeutet.

Hinweise zum erfolgreichen Sammeln von Pflanzenteilen

Heilpflanzen sollen grundsätzlich nicht im nassen Zustand, z. B. bei Regen oder Tau, eingesammelt oder weiterverarbeitet werden. Am besten ist es, wenn die Kräuter bzw. Baumbestandteile zwei Tage zuvor Sonne tanken durften. Prinzipiell verderben Pflanzen, die bei Gewitterstimmung geerntet werden, schneller.

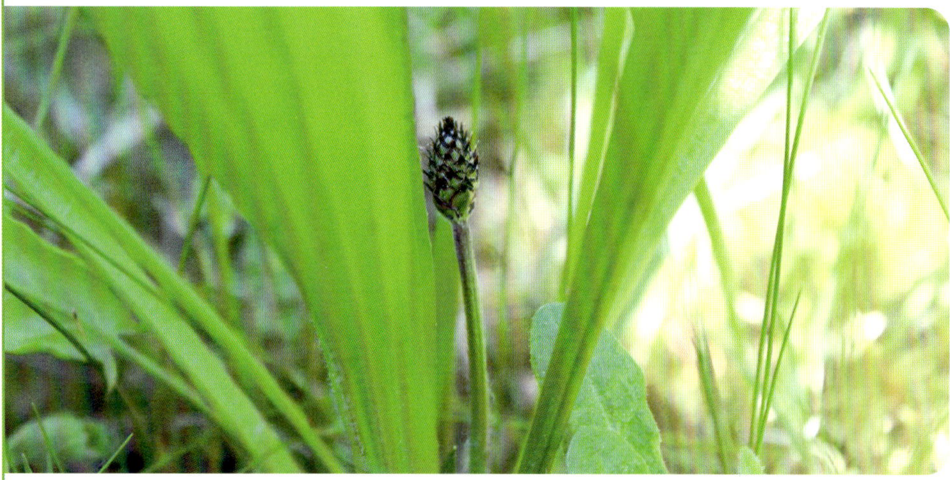

Die beste Tageszeit zum Sammeln liegt zwischen 10 Uhr und 14 Uhr, abhängig von der Jahreszeit. Der Tau ist dann bereits abgetrocknet und die Pflanze konnte sich nochmals mit der Kraft der Sonne aufladen. Später zu sammeln ist vor allem im Sommer oft nicht vorteilhaft, da sich der Gehalt der ätherischen Öle im Laufe des Nachmittags bei starker Sonne vermindert.

Der Frauendreißiger ist eine bevorzugte Kräutersammelzeit, zu welchem unsere Vorfahren auf den Wiesen und in den Wäldern ihre Pflanzen ernteten. Der Frauendreißiger beginnt am 15. August und endet am 8. September, also die Zeit zwischen den Feiertagen Maria Himmelfahrt und Maria Geburt. Heilpflanzen, die in dieser Zeit gesammelt werden, übertreffen, so heißt es, andere Kräuter an Kraft. Ausnahme ist das Johanniskraut, welches am Besten um die Zeit der Sommersonnwende gepflückt wird.

Dass Pflanzen der gleichen Gattung nie in großem Maße auf engstem Raum geerntet werden sollen, wisst Ihr natürlich. Ich möchte es aber trotzdem nochmals erwähnen. Außer, dass damit das ökologische Gleichgewicht erhalten bleibt, hat dies natürlich noch einen anderen, entscheidenden Vorteil. Denn so könnt Ihr im kommenden Jahr an den bekannten Stellen die vertrauten Pflanzen wieder finden und müsst nicht lange suchen!

Prinzipiell brauchen Heilpflanzen viel Sonne und eher weniger Mond. Deshalb werden sie bevorzugt zu Neumond und nicht zu Vollmond gesammelt. Solltet Ihr die Möglichkeit haben den Mondstand mit in das Sammeln einzubeziehen, gilt: Wurzeln im letzten Viertel des abnehmenden Mondes ernten, oberirdische Teile im ersten Viertel des zunehmenden Mondes!

Die verschiedenen Pflanzenteile werden zur folgenden Zeit gesammelt:

- bei Kräutern die ganze Pflanze zur Zeit der beginnenden Blüte, bei Bäumen die Blätter sowie die Blüte ebenfalls zur beginnenden Blütezeit.
- bei ausschließlicher Nutzung der Blätter diese vor der Blütezeit ernten.
- Samen und Früchte zur Zeit der Reife.
- Wurzeln dagegen nach dem Aussamen der Pflanzen im späten Herbst oder im zeitigen Frühjahr. Das gleiche gilt für Rinde.

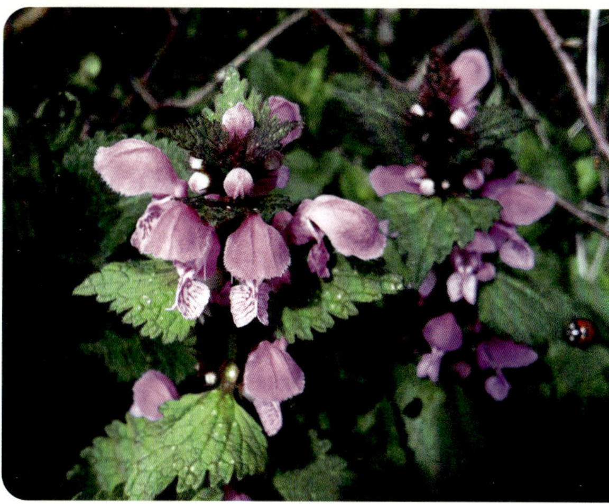

Unsere Vorfahren nannten die Taubnesseln Zauberkraut, wussten sie noch um die vielseitige Heilkraft dieser Pflanzen.

Immer wieder werde ich auf das Thema Rinde angesprochen. Deshalb möchte ich kurz darauf eingehen: Die Rinde darf auf keinen Fall vom Stamm des Baumes gewaltsam abgeschält werden! Wenn man einen Baum am Stamm verletzt ist die Chance groß, dass Keime in das Innere des Baumes eindringen, was seinen Tod zur Folge haben kann. Deshalb nimmt man ein Stück eines Astes, da der Baum diese Wunde leichter und schneller schließen kann. Bei einem kleinen Ast wird dieser in Stücke geschnitten und dann in Alkohol oder Öl eingelegt. Bei stärkeren Ästen kann man die äußere Rindenschicht abschälen und dann in die gewünschte Flüssigkeit geben.

Dies waren nun meine Tipps zum Sammeln von frischen Pflanzenteilen. Wie jedoch eingangs erwähnt greife ich auch hin und wieder auf getrocknete Kräuter, Blätter, Rinden oder auch Harze zurück. Deshalb möchte ich an dieser Stelle auf das ordnungsgemäße Trocknen und Aufbewahren der wertvollen Pflanzenteile eingehen.

Pflanzen trocknen

Das Trocknen der gesammelten Pflanzenteile muss an staubfreien, luftigen und trockenen Orten stattfinden. Pflanzen sollten in keinem Fall im direkten Sonnenlicht getrocknet werden. Es gehen zu viele Stoffe und vor allem das wertvolle ätherische Öl verloren. Die Kräuter und Baumbestandteile werden eher nicht gewaschen, da sie verkleben und anfangen zu schimmeln. Man kann sie, je nach Größe, bündeln und aufhängen.
Bei kleineren Pflanzenteilen oder Blüten bietet sich die Trocknung mittels Kartons an, welche mit Papier von Küchenrollen auslegt werden. Hier sollten die Pflanzen immer wieder gewendet werden. Auch in Papiertütchen kann man Pflanzenteile schnell und effizient trocknen – einfach offen stehen lassen und immer wieder etwas schütteln. Der Vorteil hierbei ist, dass man die Papiertütchen anschließend auch gleichzeitig zum Aufbewahren nutzen kann!
Bei Wurzeln sieht es mit dem Trocknen allerdings etwas anders aus. Da sie im späten Herbst oder Winter direkt aus der Erde kommen lässt sich ein gründliches Reinigen, mit einer Bürste und viel Wasser, nicht vermeiden. Die Wurzel wird dann anschließend klein geschnitten und bei Zimmertemperatur, ggfs. in der Nähe einer Heizung oder Ofens, getrocknet.

Pflanzen aufbewahren

Am besten werden Pflanzenteile in dunklen Gefäßen, wie z. B. Braungläser, Dosen oder – wie oben genannt – Papiertütchen aufbewahrt. Ich selbst verwende getrocknete Pflanzen recht regelmäßig für Tees, zur Salbenherstellung oder für Kompressen. Deshalb stehen bei mir meine Gläser immer griffbereit in der Küche. Da ich häufig auf meine Favoriten zurückgreife, schadet ihnen diese Art der Aufbewahrung nicht.
Für längere Lagerung empfehle ich jedoch einen eher kühlen, dunklen Ort. Die Wirkstoffe der getrockneten Pflanzenteile bleiben so lange erhalten.

Alkoholauszüge

Ein Alkoholauszug, umgangssprachlich auch als Tinktur bezeichnet, ist ein Pflanzenauszug auf Alkoholbasis, bei welchem Heilpflanzen sowohl wasserlösliche als auch fettlösliche Wirkstoffe entzogen werden.
Meist wird ein Alkoholauszug aus frischen Pflanzenteilen hergestellt. Man bezeichnet diesen dann als Urtinktur, um ihn von einem Alkoholauszug mit getrockneten Pflanzenteilen zu unterscheiden.

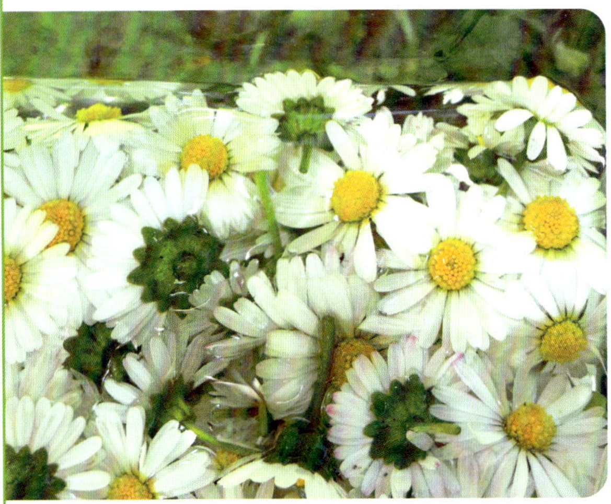

So klein es auch ist, so wirkungsstark sind die Alkoholauszüge des Gänseblümchens, ob bei Husten, Frühjahrsmüdigkeit oder Schlaflosigkeit.

Zur Herstellung eines Alkoholauszugs benötigt Ihr ungefähr 55 bis 60 %igen Alkohol. Vorteilhaft ist, einen möglichst geschmacksneutralen Alkohol zu nehmen. Ich kaufe deshalb immer einen Doppelkorn (38 %), welchem ich Ethanol (90 %) beifüge. Das Mischungsverhältnis ist ca. 2/3 Doppelkorn und 1/3 Ethanol.
Wichtig ist, dass Ihr beim Kauf von hochprozentigem Alkohol darauf achtet, dass dieser unvergällt ist! Man füllt ein verschließbares Gefäß zu einem Drittel mit frischen oder getrockneten Pflanzenteilen und gießt dann den Alkohol darüber, bis das Gefäß voll ist. Alle Pflanzenteile müssen auf jeden Fall gut bedeckt sein, damit sich kein Schimmel bildet.
Bei der Verarbeitung von frischen Pflanzen sollte man darauf achten, dass diese möglichst zeitnah mit dem Alkohol übergossen werden, damit viele der wertvollen Inhaltsstoffe erhalten bleiben.
Danach lässt man das Gefäß geschlossen für drei bis fünf Wochen an einem hellen Platz, jedoch nicht direkt in der Sonne, stehen. Die Gefäß wird jeden Tag einmal geschüttelt bzw. bewegt um zu gewährleisten, dass alle Pflanzenteile mit Alkohol bedeckt sind und auch um den Auszugsprozess zu fördern. Im Winter oder bei wenig Sonnenschein erhöhe ich die Ziehzeit, manchmal sogar um die doppelte Zeit. Das Gleiche gilt für den Ölauszug. Um anschließend einen besonders klaren Alkoholauszug zu erhalten empfiehlt es sich, den Auszug durchzuseihen und dann nochmals ein paar Tage stehen zu lassen, damit die restlichen Partikel sich absetzen können. Dann wird erneut gefiltert. Zum Abseihen verwende ich entweder alte Geschirrhandtücher oder Kaffee- bzw. Teefilter. Man füllt anschließend den fertigen Alkoholauszug in dunkle Flaschen und lagert ihn an einem dunklen und kühlen Ort. So ist er lange haltbar, da die Pflanzenwirkstoffe im Alkohol gebunden bleiben, und kann jederzeit verwendet werden.

Ich möchte darauf hinweisen, dass die o. g. Methode meine bevorzugte Variante ist. Die so hergestellten Alkoholauszüge der letzten Jahre waren sehr wirkungsvoll, deshalb finde ich diese Art der Zubereitung sehr stimmig.

In der Literatur gibt es widersprüchliche Angaben über die Herstellung eines Alkoholauszugs: Die einen sprechen davon, das Gefäß während der Zubereitungszeit an einem kühlen und dunklen Ort zu lagern, andere stellen es sogar ins direkte Sonnenlicht. Auch über die Menge der Pflanzenteile gibt es keine einheitlichen Angaben. Ebenso über die Dauer, wie lang der Auszug stehen soll. Und dann kommt auch immer wieder das leidige Thema auf den Tisch, ob die Pflanzenteile mit einem höheren Prozentsatz an Alkohol ausgezogen werden sollten oder mit einem geringeren. Natürlich gibt es aus naturwissenschaftlicher Sicht sehr wohl Gründe, gewisse Pflanzen aufgrund ihrer Wirkstoffe mit einem bestimmten Alkoholanteil zu verarbeiten. Ich bin jedoch der Meinung, dass es immer mehrere Wege zum Ziel gibt. Ich mische den Alkoholanteil nach Gefühl und habe sehr gute Erfahrungen damit gemacht.

Zudem werde ich des öfteren gefragt, ob Pflanzenauszüge nicht wirkungsvoller sind, wenn man die Pflanzenteile zerkleinert. Mit einer klaren Antwort hierauf tue ich mich etwas schwer. Natürlich haben die Pflanzenteile durch mehr Schnitt- oder Bruchstellen auch die Chance, noch mehr der Wirkstoffe in die Flüssigkeit abzugeben. Dann sollte man allerdings darauf achten, Keramikmesser zu nutzen, um eine Oxidation zu vermeiden.
Ich selbst zerkleinere die Pflanze nur, wenn z. B. ein Blatt nicht so ohne weiteres ins Glas passt. Ansonsten gebe ich die gesammelten Bestandteile als Ganzes in ein Gefäß und übergieße sie sofort mit Alkohol bzw. mit Öl. Letztendlich liegt es in Eurem Ermessen und Gefühl, in welcher Art und Weise Ihr die Alkoholauszüge herstellen möchtet. Da wir dies für unseren eigenen Gebrauch tun, unterliegen wir weder dem Arznei- noch dem Lebensmittelgesetz. Wichtig für Euch ist, dass Ihr ein gutes Gefühl bei der Umsetzung habt und Euch an dem Ergebnis erfreut! Eure Intuition wird Euch automatisch den richtigen Weg weisen.

Besonders geeignet für einen Alkoholauszug sind: Ahorn, Apfel, Akelei, Baldrian, Beifuß, Birke, Braunelle, Ehrenpreis, Eiche, Engelwurz, Esche, Fichte, Fingerkraut, Frauenmantel, Gänseblümchen, Goldrute, Kanadische Goldrute, Kriechender Günsel, Gundermann, Hasel, Holunder, Hornklee, Huflattich, Johanniskraut, Karde, Kastanie, Kiefer, Labkraut, Linde, Mädesüß, Nelkenwurz, Ringelblume, Rotbuche, Salbei, Schlüsselblume, Schöllkraut, Stinkender Storchenschnabel, Tanne, Veilchen, Waldmeister, Wegerich, Weide, Wiesen-Bärenklau und Wiesenknopf.

Es gibt selbstverständlich noch viele andere Kräuter und Bäume mit denen sich Alkoholauszüge ansetzen lassen. Die oben genannten Pflanzen sind die für mich gängigsten, die bevorzugt im süddeutschen Raum wachsen und dort auf vielen Wiesen oder Wäldern zu finden sind.

Bei chronischem Husten sowie der Ausleitung von Schwermetallen hat der Gundermann schon manchem gute Dienste getan.

Einnahme von Alkoholauszügen

Alkoholauszüge dürfen nur tropfenweise eingenommen werden. Ich selbst nehme hiervon entweder 3 mal 5 Tropfen oder 1 mal 15 Tropfen täglich über einen Zeitraum von drei bis vier Wochen ein. Kinder ab drei Jahren bekommen ein Drittel der genannten Menge und am besten in einem Glas Wasser verdünnt. Kinder von 6 bis 12 Jahren nehmen die Hälfte, entweder in Wasser oder direkt auf die Zunge. Kinder unter drei Jahren sollten keine Alkoholauszüge einnehmen, das gleiche gilt natürlich auch für Alkoholiker oder Leberkranke.

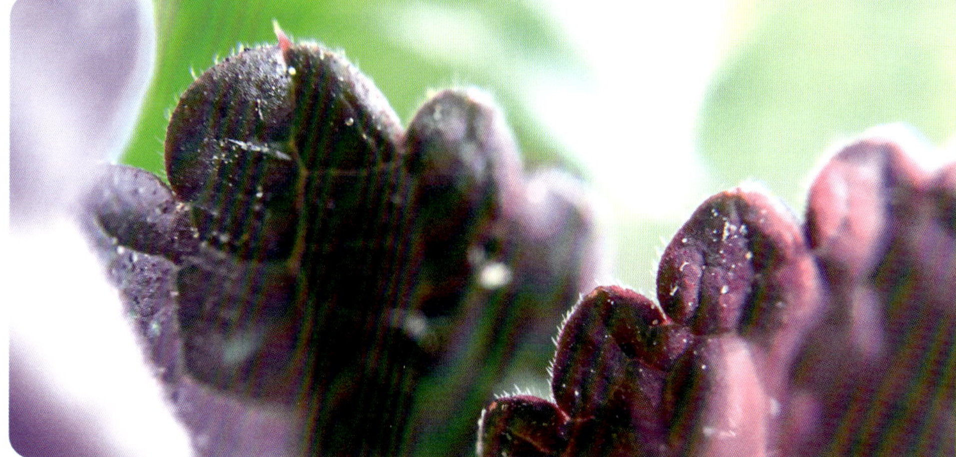

In diesem Fall kann man gut Auszüge auf Essigbasis zurückgreifen. Essigauszüge sind allerdings nicht so lange haltbar. Essigauszüge werden höher dosiert als Alkoholauszüge. In diesem Fall nimmt man die doppelte Dosierung wie beim Alkoholauszug, für Erwachsene 3 mal 10 Tropfen oder 1 mal 30 Tropfen täglich über einen Zeitraum von 3 bis 4 Wochen.
Wichtig ist, dass bei der Einnahme der Tropfen, ob pur oder in Wasser, die Flüssigkeit möglichst lange im Mund gehalten wird, da die Inhaltsstoff bereits über die Schleimhäute aufgenommen werden und so noch effektiver wirken können.

Ölauszüge

Ein Ölauszug ist ein Pflanzenauszug auf Ölbasis, bei welchem den Heilpflanzen die fettlöslichen Wirkstoffe entzogen werden.
Für Umschläge bei Hauterkrankungen, Wundbehandlungen, bei leichten Erfrierungen und Verbrennungen, für Massagen und Salben nutzt man in Öl angesetzte Heilkräuter im Verhältnis 1 : 3, 1 Teil frische Heilkräuter, 3 Teile gutes Oliven- oder Sonnenblumenöl, welche nach meiner Erfahrung sehr lange haltbar sind. Mein ältester Ölauszug ist drei Jahre alt, riecht und wirkt immer noch so gut wie am ersten Tag.

Ich habe auch schon andere Öle, z. B. Leinöl, verwendet und damit gute Erfahrungen gemacht. Das Leinöl wurde nicht ranzig und war auch nach über einem Jahr noch einwandfrei.
Bezüglich der Auswahl des Basisöls könnt Ihr nun auf Eure Kenntnisse vom Salbenkurs zurückgreifen und für Euch besonders geschätzte und bevorzugte Öle einsetzen. Wichtig ist, dass Ihr kaltgepresste Öle wählt.

Vielerlei Namen besitzt die Engelwurz: Brustwurz (gegen Husten), Luftwurz (bei Blähungen), Magenwurz (verdauungsfördernd) und Giftwurz (zum Ausleiten von Schwermetallen)

Die Vorgehensweise für die Herstellung eines Ölauszugs ist letztendlich ähnlich wie bei der Herstellung eines Alkoholauszugs: alle Pflanzenteile müssen gut bedeckt sein, das Gefäß sollte täglich bewegt bzw. geschüttelt werden. Und auch hier können frische als auch getrocknete Kräuter verwendet werden.

Bei Ölauszügen ist eine besondere Sorgfalt bezüglich des Wassergehaltes der Pflanzenteile notwendig. Das bedeutet, dass bei der Verwendung von frischen Pflanzenteilen auf den Zeitpunkt der Ernte zu achten ist. Die Pflanze muss beim Pflücken genügend Wärme, am besten direkte Sonne, erhalten haben, darf auf keinen Fall noch feucht bzw. mit Tautropfen bedeckt sein.

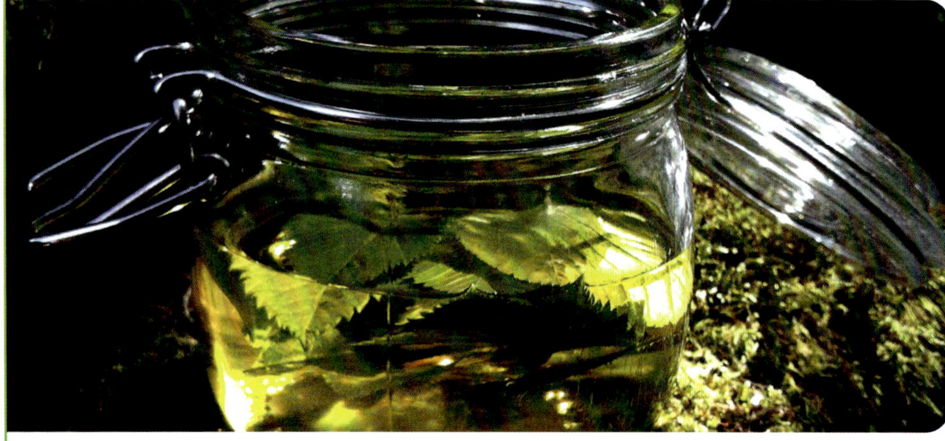

Ist dies nicht gegeben, ist die Gefahr sehr groß, dass sich Schimmel bildet bzw. der Ölauszug anfängt zu gären. Eine Möglichkeit, einer eventuellen Schimmelbildung oder Gärung vorzubeugen ist, dass man die Pflanzenteile ein paar Stunden lang anwelken lässt.

Mir ist bisher einmal ein Ölauszug misslungen. Da ich aber seither besonders auf die Trockenheit der verschiedenen Kräuter bzw. Baumbestandteile achte, ist dies nicht wieder vorgekommen.

Letztes Jahr waren z. B. einige der Wegerichblätter noch leicht feucht, als ich zum Sammeln für den Ölauszug unterwegs war. Deshalb ließ ich sie für ein paar Minuten in der Sonne liegen, und legte sie dann erst in das Glas. Der Ölauszug ist prächtig gelungen!

Pflanzenteile in Öl eingelegt lasse ich mindestens sechs Wochen an einem hellen, vor allem warmen, Ort ziehen. Die Gläser dürfen bei mir in der direkten Morgensonne stehen. In sonnenärmeren Jahren lasse ich meine Ölauszüge auch länger, bis zu drei Monate, auf der Fensterbank verweilen.

Gut geeignet für einen Ölauszug sind z. B. Acker-Witwenblume, Ahorn, Akelei, Ampfer, Beifuß, Beinwell, Birke, Brennnessel, Dost, Ehrenpreis, Eiche, Engelwurz, Esche, Fichte, Frauenmantel, Gänseblümchen, Goldrute, Kanadische Goldrute, Kriechender Günsel, Gundermann, Hahnenfuß, Hasel, Hirtentäschel, Johanniskraut, Kastanie, Kiefer, Labkraut, Löwenzahn, Odermennig, Ringelblume, Schafgarbe, Schöllkraut (getrocknet), Stinkender Storchenschnabel, Tanne, Taubnessel, Thymian, Veilchen, Vergissmeinnicht, Vogelmiere, Walnuss, Wegerich, Weide und Wiesen-Bärenklau.

Ein zusätzlicher Genuss ist es, Ölauszüge als Gewürz in der Küche zu verwenden. Bekannt hierfür sind z. B. Ölauszuge mit Rosmarin, Knoblauch oder Beifuß. Denn was uns in der äußeren Anwendung hilft ist sicher auch ein Gewinn (und Genuss) bei der innerlichen Anwendung!

Viel Freude und Inspiration wünsche ich Euch nun mit Euren Pflanzenauszügen!

Meine bevorzugten Bezugsquellen:

Basisöle und Ätherische Öle
www.der-bio-shop.info
www.dragonspice.de
www.maienfelser-naturkosmetik.de
www.primaveralife.com

Alkohol
www.spinnrad.de
www.calendula-kraeutergarten.de
Apotheke

Pflanzenteile
www.meine-teemischung.de

Flaschen und Gläser
www.paracelsus-versand.de
www.glas-shop.com
www.flaschenundverschluesse.de
Apotheke

Die Form seiner Hülsenfrüchte gaben ihm den Namen: der Hornklee ist ein Meister der Anpassung. Er kann selbst im Hochgebirge noch in kräftigem Gelb blühen.

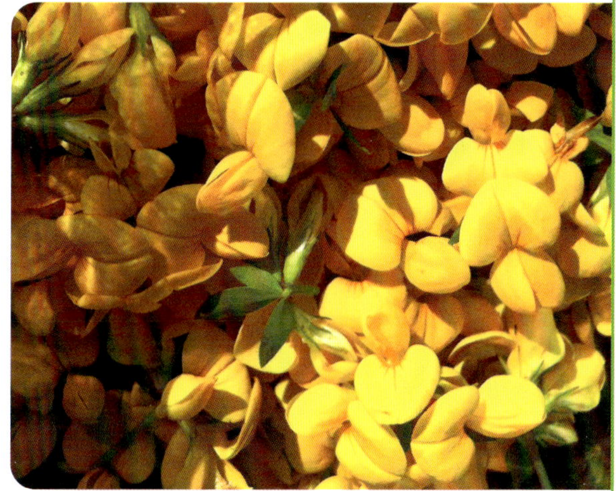

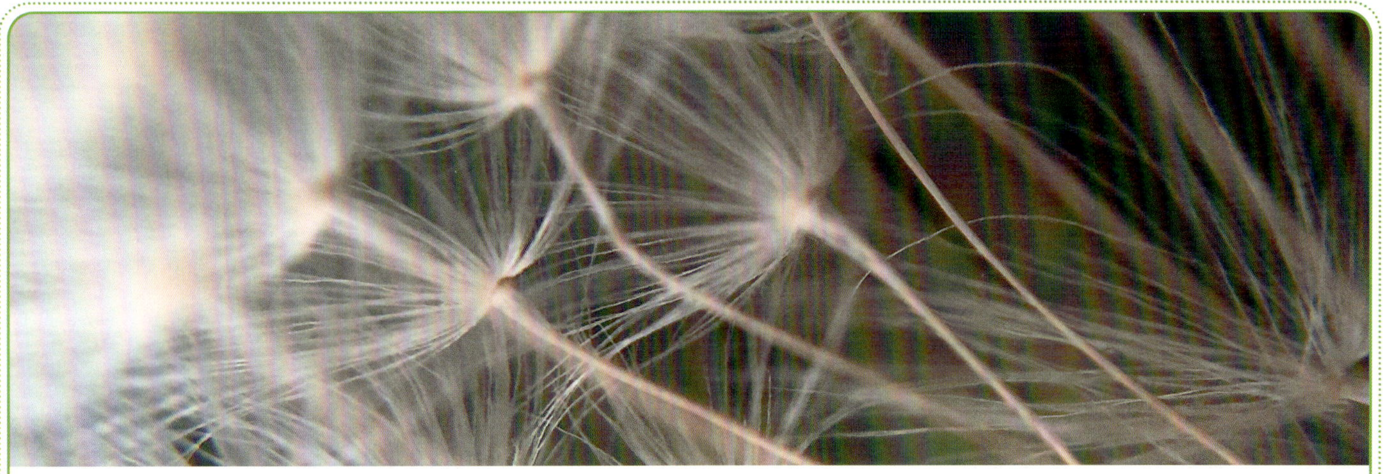

Signaturenlehre

Ich hatte in der ›Einführung in die Pflanzenkunde‹ zu Beginn dieses Buches erläutert, dass es verschiedene Möglichkeiten gibt, z. B. über den wissenschaftlich-botanischen Namen einer Pflanze Informationen zum Aussehen, Heilwirkung, Standort, u.v.m. zu erhalten.
Ich erwähnte Sambucus nigra, den Schwarzen Holunder. Nigra bedeutet schwarz und bezieht sich auf die Farbe der Früchte. Beim Löwenzahn, der mit botanischem Namen Taraxacum officinalis heißt, erhalten wir durch Taraxacum (arabisch ›tarakshaqum‹ = bitteres Kraut) einen Hinweis auf den Geschmack.

Durch die Signaturenlehre findet Ihr nun eine weitere Möglichkeit, Pflanzen in deren Wirkung und Heilanwendung für Euch zu entdecken. Dies ist dann besonders interessant und reizvoll, wenn Ihr zu der Pflanze noch keine oder nur wenige Informationen besitzt. Denn anhand der Farbe der Blüten, Form der Blätter oder Vorhandensein spezieller Merkmalen, wie z. B. Milchsaft, könnt Ihr durchaus etwas über die Natur und das Wesen der Pflanze erfahren.
Diese Form der Wahrnehmung ist eine der ältesten der Menschheit. Denn in früheren Zeiten besaßen die Menschen weder die wissenschaftlichen Erkenntnisse der heutigen Zeit noch die Geräte um z. B. Inhaltsstoffe der Pflanzen zu messen und zu analysieren. Sie waren darauf angewiesen zu beobachten, wahrzunehmen und natürlich durch direktes Ausprobieren die optimalen Möglichkeiten zum Einsatz der einzelnen Pflanzen zu erschließen.

Die Pflanzensignatur ist ein sehr spezieller Bereich in der Pflanzenkunde. Seit ich mich damit befasse stelle ich immer wieder fest, wie umfangreich und vielseitig diese Art der Betrachtung von Pflanzen ist. Unter der Signaturenlehre versteht man im Allgemeinen, dass aufgrund der optischen Erscheinung einer Pflanze Rückschlüsse auf deren Heilwirkung gezogen werden kann.
Der Schweizer Philippus Theophrastus Aureolus Bombastus von Hohenheim, auch Paracelsus genannt, war ein berühmter Arzt, Alchemist, Astrologe, Mystiker und Philosoph. Er beschrieb die Signaturenlehre mit folgenden Worten: ›...denn nichts ist ohne ein Zeichen; die Natur lässt nichts von ihr gehen, ohne dass sie das nicht bezeichnet, das in ihr ist.‹

Für einen Einstieg in dieses Thema kaufte ich mir seinerzeit das Buch ›Wesen und Signatur der Heilpflanzen‹ von Roger Kalbermatten, welches mir die ersten Schritte in diese Richtung ermöglichte. Ich fand darin eine wunderbare, allgemein gehaltene Beschreibung zu unseren Pflanzen: ›Die Sonne ist unser zentrales Lebensprinzip. Aus ihr entspringt die Energie, die alle Bewegung und alles Leben in der Natur ermöglicht.

Wir erfahren die Sonne als Licht- und Wärmespenderin, doch es fehlen uns die Organe, um aus ihren Strahlen unseren Organismus aufzubauen und zu unterhalten. Diese Organe finden wir in den Pflanzen. Sie transformieren Sonnenlicht in organische Substanz und belebende Kraft.‹

Das Schöllkraut zeigt gleich vier Bezüge zu Planeten an: Mond, Mars, Sonne und Jupiter.

Schöner könnte ein Einstieg in das Reich der Pflanzensignatur nicht beschrieben werden. Denn eine Möglichkeit, den Einsatz einer Pflanze zu bestimmen, liegt in den Formen und Farben der Blüten, Samen bzw. Früchten, Blättern oder Wurzeln, welche den Bezug zu einem Organ aufzeigen können. Die Walnuss z. B. erinnert von der Form und Struktur an das menschliche Gehirn und unterstützt dieses auch nachweislich in dessen Funktion, u. a. um die Konzentrationsfähigkeit zu fördern.

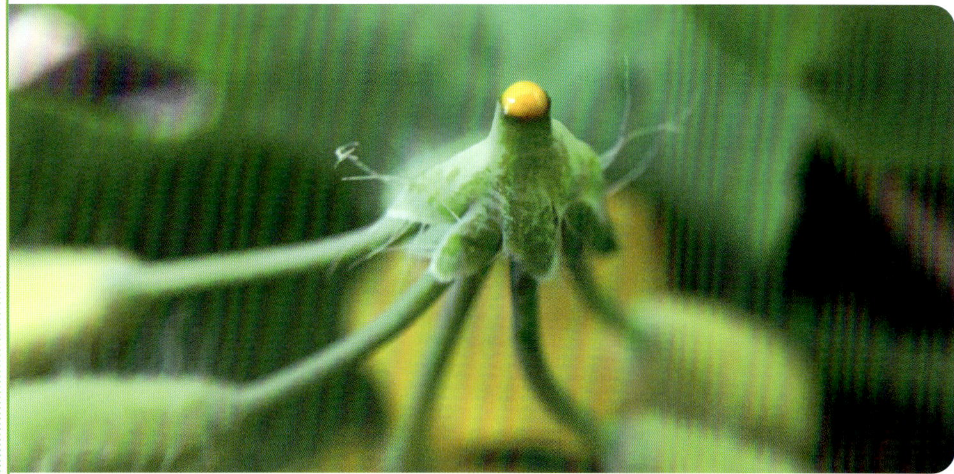

Die Signaturenlehre ist jedoch nicht nur als Schlüssel zur körperlichen Wirkung einer Pflanze zu sehen, sondern vielmehr ein Schlüssel zum Wesen der Pflanze. In dem Moment, in welchem wir ihr Wesen erkennen, können wir Rückschlüsse auf die körperliche Wirkung ziehen.

Das heißt, dass ein direkter Austausch zwischen uns und der Pflanze stattfindet, dass wir in einen direkten Kontakt mit dem Wesen der Pflanze kommen. Und: wir lernen hierbei viel über uns selbst, denn die Signaturenlehre ist immer auch ein Weg zur Selbsterkenntnis. So wie wir mit dem Wesen der Pflanze in Verbindung kommen, so kommen wir auch (wieder) mit uns selbst in Verbindung.

Der Löwenzahn ist im Bezug auf die Pflanzensignatur mit seiner saftig gelben Blüte und seinen filigranen Flugsamen etwas ganz Besonderes.

Der Bezug der Pflanzen zu den Planeten

Einen anderen Bezug zeigt die Zuordnung der Pflanzen zu den Planeten, sowie der Sonne und des Mondes. Ein schönes Beispiel ist hier das Johanniskraut, das aufgrund der Form und Farbe seiner Blüte und der Blütezeit der Sonne zugeordnet wird. Sonnenkräuter wiederum werden bevorzugt u. a. bei Herzerkrankungen eingesetzt.

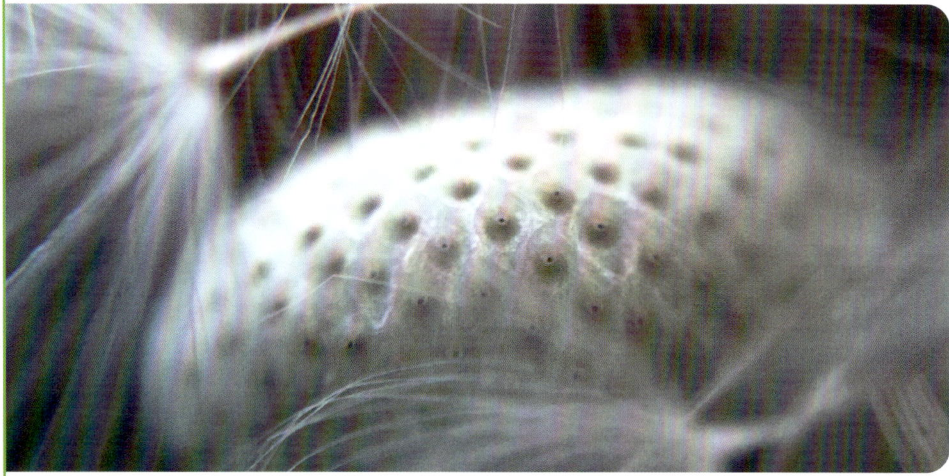

Und tatsächlich auch in der Heilkunde entsprechend angewandt.

Viele schöne und freudige Erfahrunwgen, die Euer Leben sicher um einen weiteren Aspekt bereichern werden, wünsche ich Euch nun auf diesem besonderen Weg in die Pflanzenwelt!

Mond – Der Mond steht für das passive, fließende und spiegelhafte Prinzip.

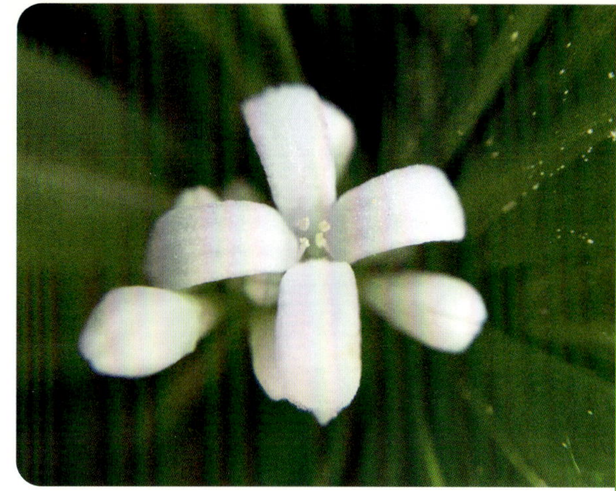

Organe / Körperfunktionen:
Haut, Geschlechtsorgane, Wachstum, Lymphe, Stoffwechsel

Psychologisch:
Das Unbewusste, das Gedächtnis, Sexualität, Wahrnehmung, Anpassung

Signaturen:
weiße/silbrige Behaarung, Milchsäfte, weiße Blüten und Blattflecken, weiße Blattäderung, weiße Rinde, glänzend, wässrig, schleimig, schnellwachsend

Merkur – Dem Merkur unterstehen Grenzen und ihre Überschreitung, alles Schnelle, sich Verändernde, der Austausch.

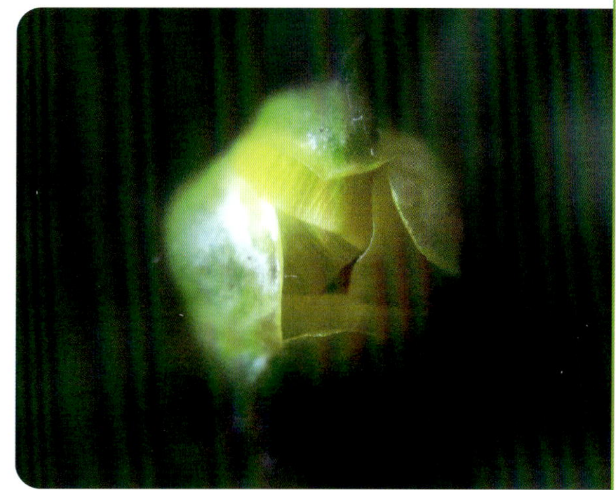

Organe / Körperfunktionen:
Dünn-, Dickdarm, Magen, Mund, Lunge, Bronchien, Schleimhäute, Stoffwechsel, Bauchspeicheldrüse

Psychologisch:
Verständigung, Veränderung, Wissen, Geschick

Signaturen:
veränderliche Farben, Farbwechsel, blaue Blüten, viele, schlanke oder gefiederte Blätter, Farne, Moose, Doldenblütler, Hahnenfußgewächse

Venus – Venus ist der Erde am ähnlichsten. Sie ist als schöner, hell strahlender Stern zu sehen.

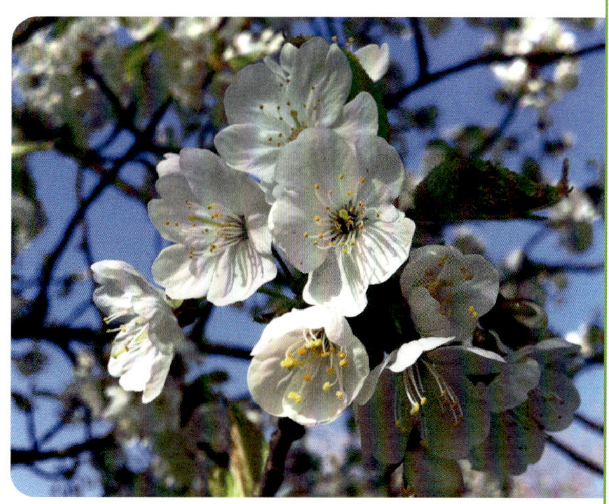

Organe / Körperfunktionen:
Niere, Nebenniere, Schilddrüse, Nebenschilddrüse, Gebärmutter, Haut, Blase

Psychologisch:
Vergnügen, Gefühle, Lebenskraft, Harmonie

Signaturen:
hellgrüne Blätter, rosa Blüten, liebliche Farben und Formen, essbare und wohlschmeckende Früchte, ungiftig, Rosengewächse

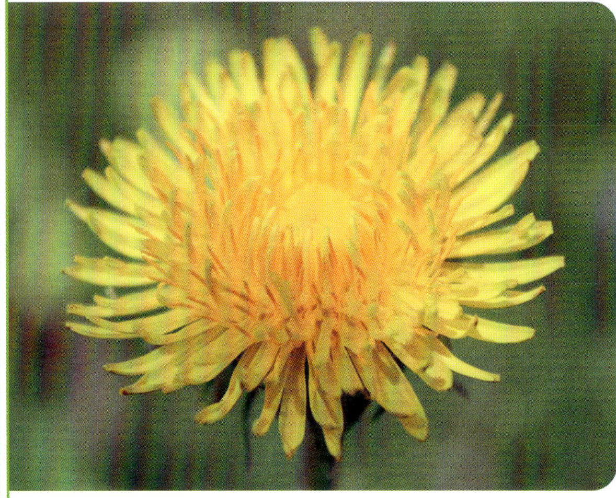

Sonne – Das strahlende, alles erleuchtende Licht steht für Bewusstsein, Mittelpunkt und Zentrierung.

Organe / Körperfunktionen:
Herz-Kreislaufsystem, Venen, Arterien, Gallenblase, Leber, Niere, Blase

Psychologisch:
Heilung, Bewusstsein, Erfolg

Signaturen:
gelbliche Pflanzensäfte, gelbe, goldene oder rote Blüten, vor allem solche die strahlenförmig angeordnet sind, Korbblütler, Gewürzpflanzen

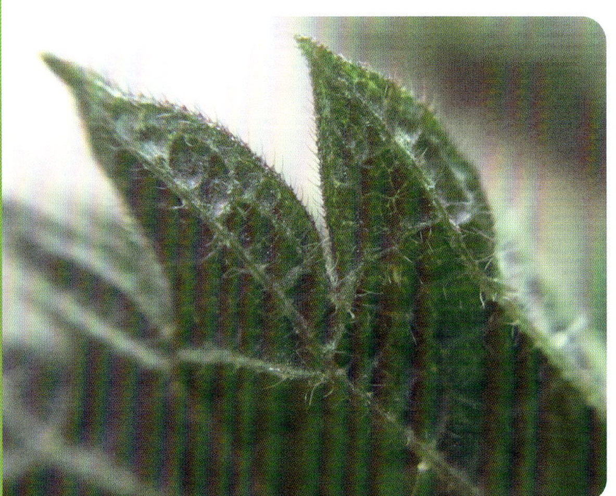

Mars – Der rote Planet des Kampfes und des Krieges, der auflöst, zersetzt und reinigt.

Organe / Körperfunktionen:
Gallenblase, Leber, Blut, Gewebe, Zelle, Immunsystem

Psychologisch:
Konfliktfähigkeit, Aggression

Signaturen
rote Blüten, Stengel, Rinde, Beeren, Früchte, roter Pflanzensaft oder rote Wurzeln, Stacheln, scharf und/ oder bitter schmeckend, giftig

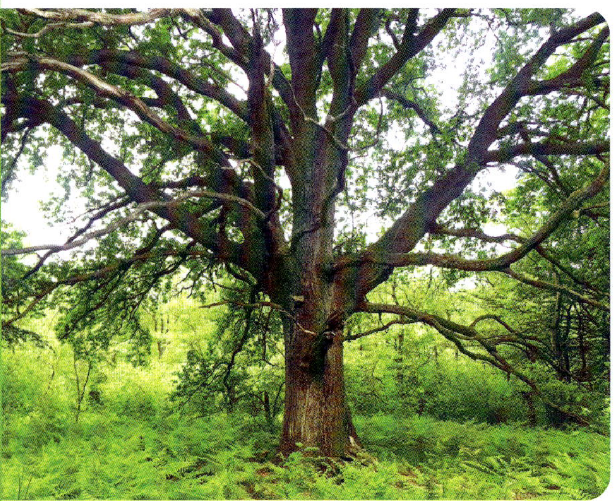

Jupiter – Der menschenfreundliche Herrscher. Das hellste Licht am Nachthimmel.

Organe / Körperfunktionen:
Bindegewebe, Muskeln, Sehnen, Bänder

Psychologisch:
Weitblick, Ehre, Verantwortung, Macht, Ausdehnung

Signaturen:
safrangelbe Blüten, Wurzeln oder Pflanzensäfte, gelbfärbende Pflanzen, stattlich, aufrecht, holzig, essbare Früchte, Laubbäume, Buchengewächse

Saturn – Der Planet der Ruhe und der Gesetze, aus menschlicher Sicht der Widersteher und der Tod.

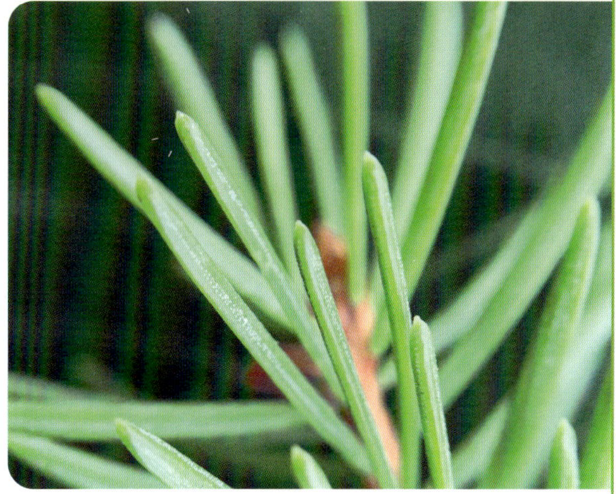

Organe / Körperfunktionen:
Milz, Knochen und Gelenke, Knochenmark, Rücken, Mandeln, Lymphe, Nerven

Psychologisch:
Prüfung, Bewusstheit, Schicksal, Mystik

Signaturen:
schwarze Äderung der Blüten, schwarze Rinde, Wurzeln, Samen, Beeren oder Früchte, langlebig, Rauschmittel, Nadelhölzer, Schachtelhalme, Farne, Nachtschattengewächse

Uranus – Der Planet des Durchbruchs der natürlichen Ordnung, plötzliche Ereignisse und Absurditäten.

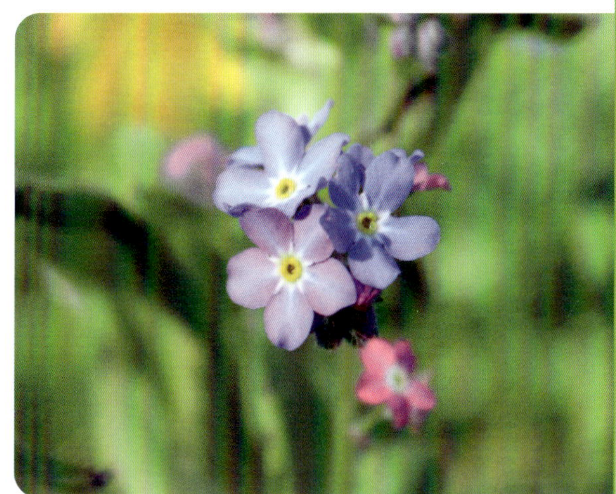

Organe / Körperfunktionen:
Hypophyse, Epiphyse, Hypothalamus, Nerven

Psychologisch:
Veränderung, Evolution, Verwandlung, Kreativität, Verbindung zu fremden Welten

Signaturen:
bizarr, elektrisch, Boraginazeen (Rauhblattgewächse)

Neptun – Der Planet der Mystik, des Glaubens, der Hingabe, göttliche Liebe, Grenze zwischen Realität und Phantasie.

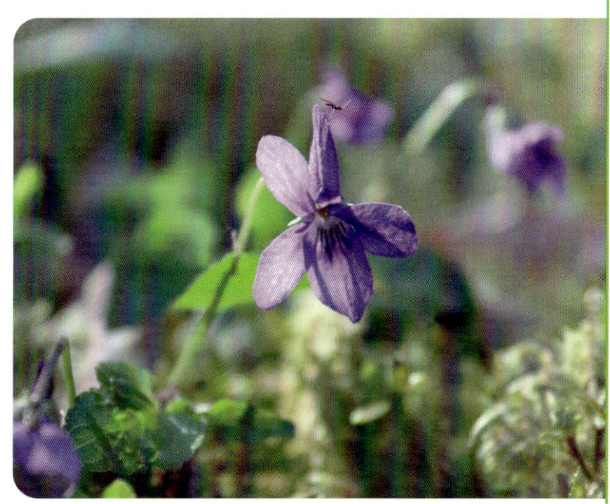

Organe / Körperfunktionen:
Gehirn, Augen, Hör- und Gleichgewichtsorgane, Nase, Nasennebenhöhle, Speiseröhre

Psychologisch:
Mystik, Verbindung zu anderen Realitäten

Signaturen:
violett, samtig, Veilchengewächse, Pflanzen der Mystik

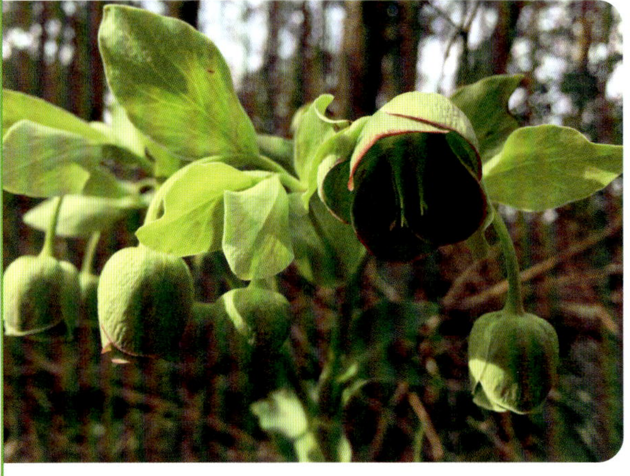

Pluto – Der äußerste Planet bewacht die Finsternis als Herrscher im Reich der Schatten.

Organe/Körperfunktionen:
Nacken, Zähne

Psychologisch:
das Verdrängte (abgespaltene Lebensbereiche/Persönlichkeitsanteile), die verdeckte Machtausübung

Signaturen:
giftig, düster

Die oben genannten Ausführungen, wie z. B. die Zuordnung der Planeten zu den Organen, haben nicht den Anspruch auf Vollständigkeit. Vielmehr möchte ich Euch ermuntern, diese als Basis zu sehen, um sie mit eigenen Erfahrungen und Beobachtungen zu ergänzen und zu vervollkommnen.

Beispiel der Signaturenlehre anhand der Schafgarbe

Die Schafgarbe wirkt durch die vielen kleinen Blüten beinahe wie ein Doldenblütler, gehört aber in Wirklichkeit zu den Korbblütlern. Wenn wir nun die oben aufgeführten Informationen zu Korbblütlern betrachten finden sich sofort Parallelen zu den Anwendungsgebieten der Schafgarbe in der Heilkunde. Die Schafgarbe ist sowohl herz- als auch kreislaufunterstützend, außerdem wird ihr eine gefäßstärkende Wirkung nachgesagt. Auch bei Nierenschwäche, z. B. in Kombination mit der Goldrute, kann sie gute Dienste leisten – gleicht der Wirkung von Korbblütlern, nicht wahr?!

Die Farbe der Blüten spiegelt das Mondprinzip wider. Auch hier finden sich Bezüge zu den klassischen Einsatzgebieten, für welche die Schafgarbe bekannt ist: in der Frauenheilkunde. Die Schafgarbe hilft bei Menstruationsbeschwerden, unter anderem bei starken Blutungen aber auch bei Krämpfen. Zudem zeigt die Farbe weiß auch die Verbindung zur Haut an. Die Schafgarbe ist ein ausgezeichnetes Heilmittel bei Hauterkrankungen verschiedenster Art, wie z. B. Ekzemen, Gürtelrose, Geschwüren und Schuppenflechte. Aber auch aufgesprungene Hände, Sonnenbrände und andere Schädigungen der Haut kann sie lindern oder auch ganz heilen. Die Schafgarbe besitzt viel ätherisches Öl und schmeckt, trotz ihres freundlichen Aussehens, recht bitter. Diesen geschmacklichen Aspekt finden wir im Mars. Dem Mars sind Gallenblase und Blut zugeordnet. Die Schafgarbe wird tatsächlich bei Gallenkoliken eingesetzt. Und sie gilt zudem als blutreinigend und blutstillend!

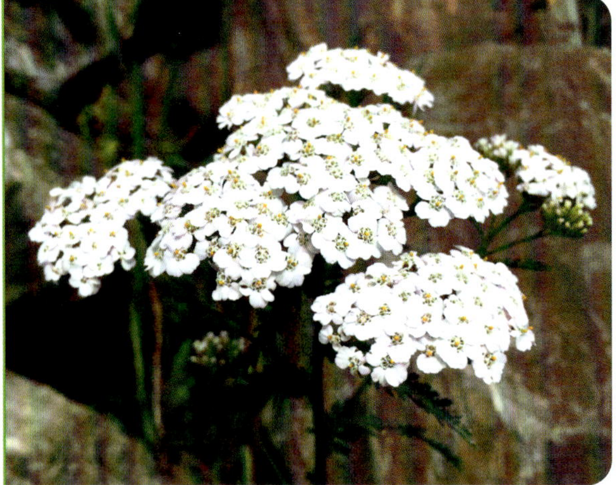

Mir ist durchaus bewusst, dass diese Form der Betrachtungsweise von Pflanzen ihre Grenzen hat. Aber ich stelle immer wieder fest, dass ich mir die vielen Einsatzgebiete von Heilpflanzen dadurch besser merken kann. Diese Methode in Kombination mit riechen, fühlen und schmecken lässt uns Kräuter und Bäume noch intensiver erleben und lieben.

Eigene Beobachtungen

Die Goldrute – der Nierenheiler

Es gibt viele hundert Goldrutenarten. Aber für Eines sind alle Arten bekannt: Goldruten sind ausgezeichnete Nierenheiler. Darum haben sie sich auch bei Krankheiten wie Nierenentzündung, Harnvergiftung, Harnsteinen und Blasenproblemen einen Namen gemacht. Und nicht nur Kräuterkundigen ist die Goldrute bekannt. Homöopathen greifen bei Nierenproblemen verschiedenster Art und Herkunft gerne auf Solidago, die Goldrute, zurück!

Die Kanadische Goldrute kam vor über 300 Jahren nach Europa und war eine geschätzte Gartenpflanze. Mittlerweile ist sie eine wichtige Bienenweide. Und auch für Heilzwecke kann sie wirkungsvoll eingesetzt werden.

Dabei ist die kanadische Goldrute die letzten Jahre sehr in Verruf geraten. Meldungen wie ›Vorsicht, in Deutschland ist die Kanadische Goldrute ein sehr ernst zu nehmendes Problem‹ und ›Niemand sollte diese Pflanze in ihrer Ausbreitung auf irgend eine Art und Weise unterstützen‹ machen die Runde.
Es stimmt, dass die Kanadische Goldrute mit ihren bis zu 19.000 Samen pro Pflanzenstängel und aufgrund ihrer unterirdischen Ausläufer sich schnell und flächendeckend ausbreiten kann. Und ihre natürlichen Fressfeinde sind eben vor allem in ihrer Heimat Nordamerika vertreten und weniger in Europa.

Vielleicht repräsentiert die Kanadische Goldrute ein Stück weit den heutigen Zeitgeist der Menschen. Auch wir nehmen uns den Raum, den wir möchten, ohne Rücksicht auf andere Lebewesen und Pflanzen.

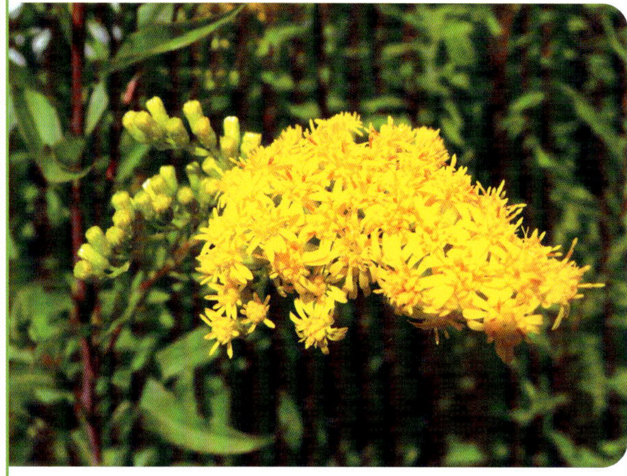

Es gibt noch einen weiteren Aspekt. Kräuterkundige wissen, dass Heilkräuter immer dort wachsen, wo sie gebraucht werden. Machen wir uns zu viel Sorgen? Geht uns unser heutiges Leben an die Nieren? Warum wächst ausgerechnet ein Kraut im Übermaße, das diesen Bereich unseres Lebens hervorhebt?
Und noch etwas: Die Goldrute hat als Heilpflanze eine weitere hervorragende Eigenschaft: Die in ihr vorhandenen Saponine wirken positiv auf die Schleimhäute und bringen diese zum Abschwellen. Die Goldrute vermag also den Heuschnupfen zu lindern, den sie ›angeblich‹ verursacht.

Für Heilzwecke verwendet man im allgemeinen das obere Drittel der Pflanze, also das Kraut, die Blätter und die Blüten. Diese werden in Form von Tee, Tinkturen, Umschläge oder Bäder eingesetzt.

Die im Volksmund bekannten Namen wie Goldähre, Goldleiter und Goldne Jungfrau beziehen sich auf die äußere Erscheinungsform der Pflanze. Indianer nennen sie Sonnenmedizin, denn hier wird diese wertvolle Heilpflanze auch in anderen Bereich eingesetzt, wie z. B. bei fiebrigen Erkrankungen oder auch bei Verstauchungen und Prellungen. Die heimische Goldrute ist mit 1 m Höhe etwas kleiner als ihr kanadischer Verwandter, der bis 2 m hoch werden kann.
Auch bei den Blütenessenzen ist die Goldrute vertreten. So wird sie hier zur Unterstützung der eigenen Individualität und bei Beziehungsproblemen eingesetzt.

Wenn Ihr also merkt, dass Euch etwas an die Nieren geht: dies heilsame Kraut gibt es bestimmt auch in Eurer Nähe!

Rosskastanie - Frieden, Geborgenheit & Versöhnung

Ich bin seit vielen Jahren mit diesem wunderschönen, prachtvollen Baumriesen vertraut und erfreue mich jedes Jahr an dessen wundervollen Blüten, die in aufrecht stehenden, weißen Rispen erstrahlen. ›Kerzen‹ werden sie deshalb liebevoll im Volksmund genannt. Und wie jedes Jahr werde ich in den kommenden Monaten Blüten, Früchte und Rinde sammeln, um sie für unterschiedliche Befindlichkeiten zu verarbeiten.

Aber warum hat sich gerade jetzt die Rosskastanie so stark in meinem Bewusstsein manifestiert? Ich fing an, über diesen Baum, seine Geschichte, seine Vergangenheit nachzudenken, und dann hatte ich die Antwort! Die Rosskastanie war ursprünglich ein heimischer Baum in Europa. Durch die Eiszeit jedoch konnte sie hier nicht mehr leben. Und es dauerte bis ins 16. Jahrhundert hinein, bis sie in Wien angepflanzt und von da aus über ganz Europa wieder eingebürgert wurde. Da die Rosskastanie eine breite Krone besitzt lässt sie anderen Bäumen nicht viel Platz bzw. Sonne. Deshalb findet man sie zwar gerne in Gesellschaft mit anderen Kastanien, jedoch mit ausreichend Raum für jedes einzelne Individuum. Ihr breites Blätterdach jedoch ist ein willkommener Gastgeber als Schattenspender in Biergärten, in Innenhöfen und als Alleebaum. Und ihre Früchte erfreuen nicht nur die Wild- und Haustiere sondern auch unsere Kinder, welche ›Kastanienmännchen‹ und andere Figuren daraus basteln können. Die Rosskastanie bietet allen etwas: den Kranken Heilung, den Kindern Freude, den Tieren Nahrung und sie bietet ein schützendes Dach für alle, die sich versammeln, zusammenfinden wollen, um zu feiern oder um sich auszutauschen. Die Rosskastanie ist ein Gesellschaftsbaum, der Frieden, Geborgenheit, ja, auch Versöhnung bietet. Und was ist es, wonach wir uns im Moment am meisten sehnen?

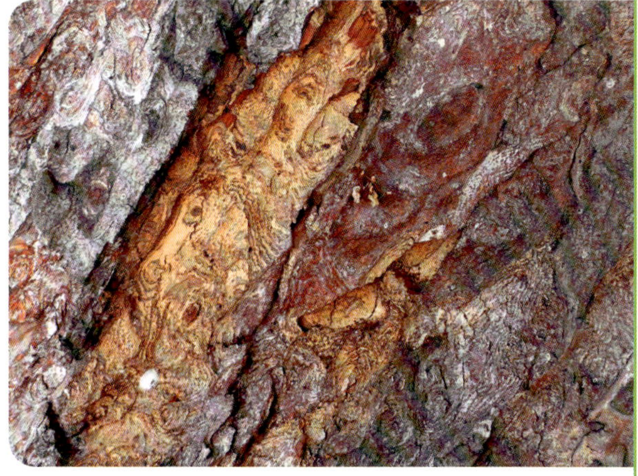

Die Rosskastanie kann in der Heilkunde vielfältig verwendet werden: die Rinde als Ölauszug gegen Venenschwäche, die Blüten als Tee gegen Husten und die Früchte, die Kastanien, gegen Glieder-, Nerven- und Rückenschmerzen.

Mein Freund hat einmal in einem seiner Lieder geschrieben: ›weg vom ich - hin zum wir‹. Ich denke, dass ist es, was wir jetzt gerade am meisten brauchen. Wir dürfen uns öffnen, unsere Arme wie die Äste der Kastanie ausbreiten, sprechen und lauschen, im Austausch sein. Ich schaue mir die Beschreibung der Bachblüte White Chestnut (Weiße Rosskastanie) an, und wie passend gerade für den jetzigen Moment steht dort: Die weiße Rosskastanie wirkt, wenn sich unerwünschte Gedanken und Bilder unaufhörlich ins Bewusstsein drängen. Durch die weiße Rosskastanie lernen wir, aus der inneren Ruhe heraus Lösungen zu finden und mit unserer Gedankenkraft konstruktiv zu arbeiten. Ich möchte die Rosskastanie noch von einem anderen Gesichtspunkt her betrachten, von der Signaturenlehre. Interessanterweise finde ich auch über diese Sichtweise ein stimmiges Bild, welches sich in unserer Gesellschaft gerade widerspiegelt: Die weißen Blüten der Rosskastanie werden dem Mond zugeordnet und stehen für Wachstum, Wahrnehmung und Anpassung. Diese Blüten sind unbefruchtet im Inneren gelb, verfärben sich nach der Befruchtung rot. Darum ist auch Venus mit ihren lieblichen Farben in der Rosskastanie zu sehen. Venus steht für Vergnügen, Lebenskraft und Harmonie. Von Mars kommen die Stacheln der Fruchthülle, welche Konfliktfähigkeit, Aggression, Durchsetzung aber auch Vitalität zeigt. Und Jupiter ist ebenfalls ein treuer Begleiter des Kastanienbaumes, da sich alle aufrechten, holzigen Gewächse dort wiederfinden. Jupiter steht für Weitblick, Verantwortung, Erweiterung, Ausdehnung und Ehre. Ich wünsche uns allen den Weitblick, die Kraft für konstruktive Auseinandersetzungen sowie Zeit für Freude, Vergnügungen und lauschige Ruhepausen unter einem gemeinsamen Dach: dem Blätterdach einer Rosskastanie!

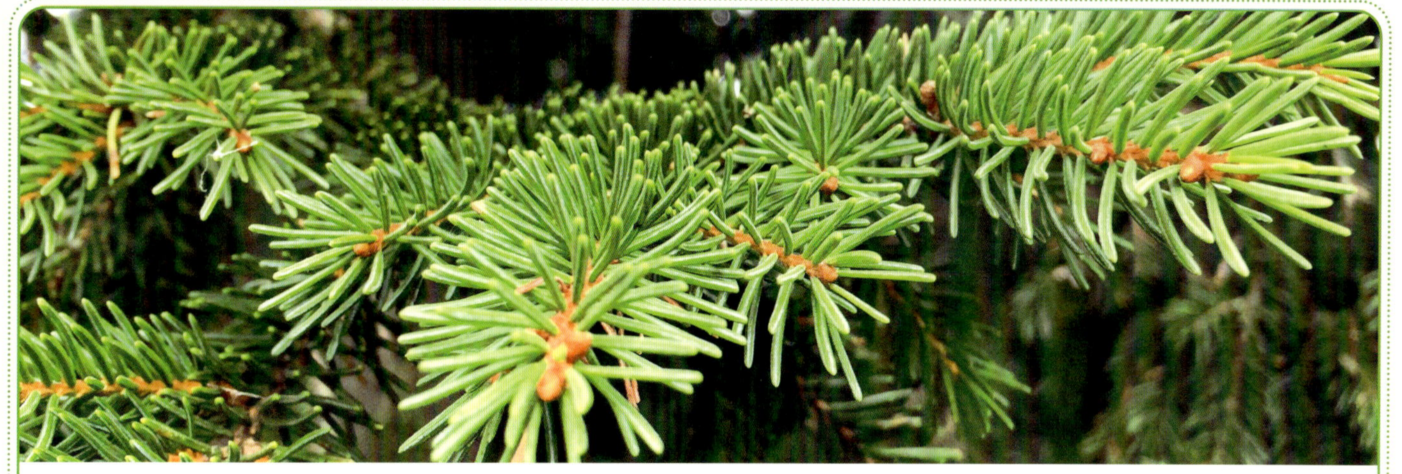

Düfte und Ätherische Öle

Duftende Kostbarkeiten - Raum- und Aurasprays

Bei den Raum- und Aurasprays sowie den Ätherischen Ölen begeben wir uns auf ein vertrautes und zugleich neues Gebiet. Düfte begleiten uns ein Leben lang und jeder hat seine ganz eigenen, individuellen Erfahrungen mit der Nase.
Man kann ›einen Riecher haben‹, so wie man dies früher von den Jagdhunden gesagt hat. Das heißt, etwas hat einen bestimmten Geruch und löst einen Impuls aus, der bei den meisten Menschen eine ähnliche Reaktion hervorruft. So werden viele auf den Duft von Lavendel eher positiv, auf den Duft vom Stinkenden Storchschnabel eher negativ reagieren.

Nun kommt jedoch noch etwas anderes hinzu, denn manche Düfte können eine Erinnerung hervorrufen, und wirken dann in einer Weise, wie es für andere Menschen nicht nachvollziehbar ist. So hatte ich bei einem Wildkräuter-Seminar, in welchem wir uns speziell mit Frauenkräutern beschäftigten, eben diesen Stinkenden Storchschnabel, welcher im frischen Zustand von den meisten Frauen als unangenehm riechend und unangenehm schmeckend bezeichnet wurde. Nur eine Frau fand ihn ausgesprochen angenehm, sowohl im Geruch als auch im Geschmack. Und mit ein bisschen Nachfragen kamen wir auch schnell auf den Grund: sie hatte eine leichte Schilddrüsenüberfunktion, und genau hierfür ist der Stinkende Storchschnabel ein wirkungsvolles Heilkraut. Diese Duftstoffe, welche die Pflanze u. a. zur Arterhaltung (Anlocken von Insekten zum Bestäuben) oder auch zum Abschrecken von Fraßfeinden hervorbringt, wirken auch auf uns Menschen, sowohl körperlich und geistig, in erstaunlicher und wundervoller Weise.
Die Faszination und Freude an verschiedenen Düften begleitet die Menschen seit langem. Ob als Salbe, Parfüm oder Gewürzkräuter in der Küche: Immer sind Düfte ein individuelles, ein ganz persönliches Erlebnis und lassen Situationen und Erinnerungen neu erwachen. Was es mit den Düften nun so alles auf sich hat, das wollen wir uns einmal näher anschauen!

Die Geschichte der Ätherischen Öle
Ätherische Öle wurden bereits vor über 5000 Jahren in Ägypten für medizinische und kosmetische Zwecke genutzt, unter anderem zur Einbalsamierung der Verstorbenen. Um 1000 n. Chr. forschte ein arabischer Arzt um die Wirkung von über 800 Pflanzen auf den menschlichen Körper. Ihm wird die Entwicklung des Destillationsverfahrens von ätherischen Ölen zugeschrieben. Der Begriff ›ätherisch‹ stammt aus dem Griechischen ›aiter‹ und heißt wörtlich übersetzt ›hohe Luft‹, hat also die Bedeutung von ›himmlisch‹ und ›leicht flüchtig‹.

Die Ätherischen Öle dienen der Pflanze, um z. B. Insekten zur Bestäubung anzulocken, Schädlinge fernzuhalten oder auch, um sich gegen Krankheiten zu schützen, die u. a. durch Bakterien oder Pilze hervorgerufen werden.

Die Gewinnung von Ätherischen Ölen

Ätherische Öle sind in Form von kleinsten Tröpfchen in Blüten, Blättern, Stängeln, Samen, im Holz oder in den Wurzeln von Pflanzen eingelagert. Diese Öle können den Pflanzen durch verschiedene Verfahren entzogen werden:

- Ätherische Öle werden oft durch Wasserdampfdestillation aus Pflanzen gewonnen und enthalten somit die wasserlöslichen Komponenten der Pflanzen: In einem Wasserkessel wird Wasserdampf erzeugt, welcher dann durch das Pflanzenmaterial geleitet wird. Der Wasserdampf trägt das Ätherische Öl mit, welches anschließend durch einen Kühler strömt und in einem Behältnis aufgefangen wird. Durch die Abkühlung trennt sich das Ätherische Öl vom Wasser.

- Eine weitere Methode ist die Gewinnung über die Extraktion, bei welcher den Pflanzenteilen mittels eines Lösungsmittels die Aromastoffe entzogen werden. Sie wird mittlerweile vor allem bei Blüten praktiziert. Gängige Lösungsmittel sind Wasser und Alkohol, wobei in manchen Verfahren beide zusammen als Gemisch eingesetzt werden.

- Die Extraktion mit Fetten (Enfleurage) hat eine lange Tradition, wird aber heutzutage nur noch selten angewandt, da sie zu kostspielig und arbeitsintensiv ist. Bei der Enfleurage werden Blüten auf eine mit Fett bestrichene Glasplatte gestreut. Nach einigen Tagen werden die Blüten entfernt und durch neue ersetzt. Dieser Vorgang wird etwa drei Monate lang wiederholt, bis die Fettschicht reichlich mit dem Ätherischen Öl der Blüten gesättigt ist. Im Anschluss wird das Duftöl durch Auswaschen der Glasplatten mit Alkohol vom Fett getrennt.

- Eine weitere Möglichkeit bietet die Kaltpressung (Schalen), welche ausschließlich für Zitrusöle genutzt wird.

Das Duftveilchen war auch schon bei den Griechen sehr geschätzt, sowohl wegen des Duftes als auch dessen Heilwirkung. Sie nannten das Veilchen ›die Blume der Liebe‹.

Ätherische Öle sind prinzipiell sehr gut in Fetten und Ölen lösbar, enthalten jedoch selbst keine Fette und hinterlassen somit auch keine Flecken. Und sie verdampfen rückstandsfrei.

Die Wirkung von Ätherischen Ölen

Der Geruchsinn steht unmittelbar mit dem stammesgeschichtlich ältesten Teil unseres Gehirns, dem Limbischen System, in Verbindung, und kann so direkt Nerven, Gefühle und körperliches sowie seelisches Wohlbefinden beeinflussen. Das Limbische System hat einen großen Anteil an der Verarbeitung von Emotionen. Auch intellektuelle Leistungen werden dem Limbischen System zugesprochen. Außerdem ist es für die Ausschüttung von Endorphinen verantwortlich, ist also auch für unseren ›Wohlfühl-Indikator‹ wichtig.

Wie wichtig das Riechen ist zeigt sich schon in kleinen Dingen, wie z. B. bei der Wahl des Essens, einer Creme oder, wenn es um die Nahrungs- und Heilpflanzen geht, bei der Wahl des richtigen Krautes. Und auch bei der Wahl des Partners/der Partnerin spielt der Geruch eine entscheidende Rolle.

Dass Ätherische Öle einen positiven Einfluss auf unser emotionales und psychisches Befinden haben ist gut nachvollziehbar und wurde mittlerweile auch wissenschaftlich bewiesen. Bereits seit den 90er-Jahren beschäftigen sich Wissenschaftler der Bochumer Ruhr-Universität mit der Wirkung von Duftstoffen auf menschliche Zellen und konnten z. B. den aus Jasmin gewonnenen Duftstoff ›Gardenia Acetal‹ als effizientes und nebenwirkungsfreies Beruhigungsmittel definieren.
2001 untersuchten japanische Forscher 14 Ätherische Öle. Die hierdurch gewonnenen Erkenntnisse geben einen vielversprechenden Einblick auf die therapeutischen Einsatzmöglichkeiten. Hier ein Beispiel: Pfefferminze, Ingwer, Zitrone, Grapefruit, Jasmin, Lavendel, Kamille, Thymian, Rose und Zimt besitzen u. a. antibakterielle Eigenschaften und wirken toxisch auf Lungen-, Prostata- und Brustkrebs.

Ich bin gespannt, was wir in den kommenden Jahren noch über die Wirksamkeit und Heilkraft von Ätherischen Ölen erfahren werden.

Die Herstellung von Raum- und Aurasprays

Für die Kreation eines Aura- oder Raumsprays benötigt Ihr folgende Zutaten:
- hochprozentiger Alkohol (ca. 70 %)
- Ätherisches Öl
- destilliertes Wasser oder Quellwasser
- Sprühflasche

Der Baldrian, das Elfenkraut, symbolisiert mit seinen ausladenden, elegant gezeichneten Blättern das Irdische und mit den auf grazilem Stängel sitzenden Blüten das Himmlische.

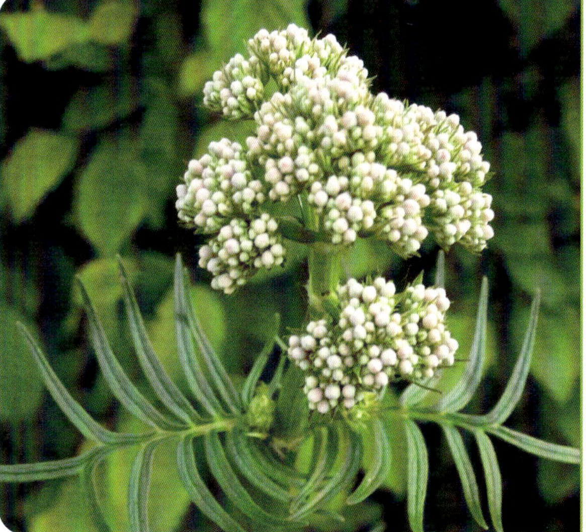

Zuerst wählt Ihr das Ätherische Öl, welches für das Spray verwendet werden soll. Selbstverständlich könnt Ihr auch verschiedene Öle wählen und eine Duftmischung herstellen.
Füllt das 20 ml Fläschchen mit ca. 2 ml Alkohol und gebt das Ätherische Öl in gewünschter Menge direkt in den Alkohol. Diese Mischung gut schütteln. Anschließend füllt Ihr den Rest der Flasche mit Wasser auf. Mit dem Sprühaufsatz verschließen. Fertig!
Und schon könnt Ihr Räume mit Eurem Lieblingsduft verzaubern.

Als Richtwert für ein 20 ml Sprühfläschchen gilt:
- 2 ml Alkohol
- 10 bis 15 Tropfen Ätherisches Öl
- 18 ml Wasser

So wird Euer Lieblingsduft durch wundervolle Pflanzenauszüge zu einem Juwel
Ein Raum- und Auraspray mit dem Thema Selbstliebe, Urvertrauen oder Zuversicht, gibt es das? Hier kann ich aus vollem Herzen mit einem kräftigen ›Ja‹ antworten!
Denn die Wirkungsweise und das Spektrum von Raum- und Aurasprays lässt sich durch Alkoholauszüge mit Pflanzenteilen beliebig erweitern.
Der Waldmeister z. B. hat eine sanfte, zugleich aber auch starke Wirkung auf unser Herz, sowohl auf der körperlichen Ebene als auch im emotionalen Bereich. Das konntet Ihr bei der Begegnung mit dieser Pflanze bereits selbst erfühlen. Wenn Ihr also ein Spray zum Thema Selbstliebe herstellen möchten, empfehle ich einen Waldmeister-Alkoholauszug beizumischen.
Wenn ein Spray mit dem Aspekt ›Schutz‹ hergestellt werden soll, würde ein Alkoholauszug mit Beifuß oder Holunder das Spray in der Wirkung verstärken, ein Alkoholauszug mit Gundermann hilft bei Blockaden im emotionalen Bereich.

›Gegen alles ist ein Kraut gewachsen‹ hören wir immer wieder. Ich möchte es lieber so formulieren: Für alle Befindlichkeiten gibt es eine passende Pflanze. Und dank der Vielfalt unserer Natur ist es an uns, diese zu wählen und als Geschenk anzunehmen.

Das Gänseblümchen schenkt Urvertrauen, der Hornklee Zuversicht und die Eiche gibt uns den Rückhalt und das Selbstvertrauen auch größere Herausforderungen zu meistern. Ihr verfügt bereits über vielfältige Kenntnisse über die Wirkungsweise von Wildkräutern und Bäumen und habt schon den einen oder anderen Alkoholauszug selbst hergestellt. Nun könnt Ihr auf Eure Erfahrungen und eigenen Produkte zurückgreifen und dadurch eine wirklich ganz besondere Schwingung in Euer Spray einfließen lassen.

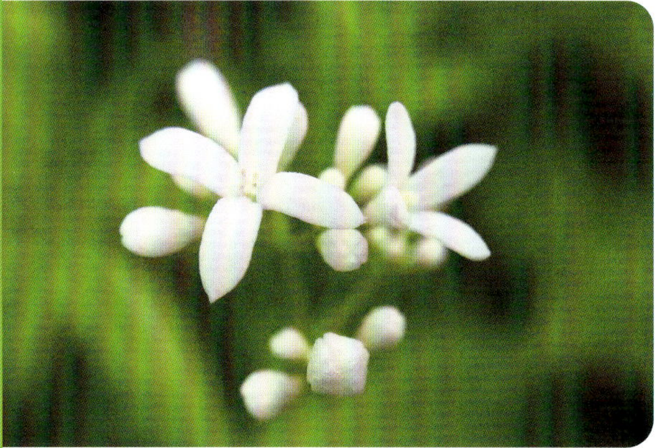

Die Herzfreude oder auch Waldmutterkraut: mit diesen Namen zeigt der Waldmeister bereits seine Stärke. Er ist ein hervorragendes Kraut, um das Herz zu unterstützen.

Anwendung und Mischen von Ätherischen Ölen

Wenn Ihr das erste Mal eine Duftmischung aus verschiedenen Ätherischen Ölen herstellt empfiehlt es sich nicht mehr als drei Duftstoffe zu wählen. Außerdem solltet Ihr unbedingt darauf achten, dass es sich hierbei um 100 % naturreine Ätherische Öle handelt.

Eine Möglichkeit der Auswahl bietet die Einteilung der Düfte nach ihrer Art, man sagt in diesem Fall auch Geschmack:

Blumige Düfte
Kamille, Lavendel, Rose, Ylang-Ylang

Weiche, warme Düfte
Honig, Sandelholz, Weihrauch

Zitrusdüfte
Bergamotte, Grapefruit, Orange, Zitrone

Waldige, tannige Düfte
Kiefernnadel, Weiß- oder Edeltanne

Krautige, herbe Düfte
Fenchel, Kreuzkümmel, Muskatellersalbei, Myrrhe, Nelke, Pfefferminze, Rosenholz, Rosmarin, Schafgarbe, Thymian (Quendel), Ysop

Es ist für mich immer etwas Besonderes, aus dieser Vielzahl von verschiedenen Düften mein eigenes, ganz individuelles Raumspray herzustellen. Ich nutze es sowohl für meine Arbeits- als auch Wohnräume, manchmal zur Geruchsneutralisierung (nach dem Kochen) oder auch um Räume energetisch zu reinigen.

Möchtet Ihr das Spray als Auraspray nutzen empfehle ich, das Spray mit ausgestrecktem Arm zu halten. Dann sprüht zuerst über Euren Kopf, anschließend direkt in Kopfhöhe, danach in Richtung Brustkorb, dann auf Hüft- und schließlich in Kniehöhe.
Ihr könnt nach Bedarf das Auraspray drei mal täglich anwenden. In Notfällen empfiehlt sich eine dreimalige Anwendung im Abstand von 30 Minuten, jedoch insgesamt nicht mehr als fünf Anwendungen pro Tag.

Nachfolgend habe ich einige wichtige Informationen zu einer Auswahl an Ätherischen Ölen zusammengestellt. So könnt Ihr bei körperlichen oder psychischen Befindlichkeiten die passenden Öle gezielt auswählen.

Portraits verschiedener Ätherischer Öle

Bergamotte — Citrus bergamia

Duft/Geschmack: feiner Zitrusduft, fruchtig

Wirkung auf den Körper: abführend, anregend, entgiftend, fiebersenkend, harntreibend, hautstraffend, geruchsneutralisierend, krampflösend, magenstärkend, parasitentötend, schleimlösend, schmerzlindernd, stärkend, verdauungsfördernd, virenbekämpfend, wundheilend, wurmtreibend

Wirkung auf die Seele: stimmungsaufhellend, stressabbauend

Anwendung: gegen Gefühlsschwankungen, fördert die Konzentration, Schlafproblemen; verleiht Mut und Selbstvertrauen, schenkt Heiterkeit

Sonstiges: vertreibt Insekten; nicht beim Sonnenbaden verwenden

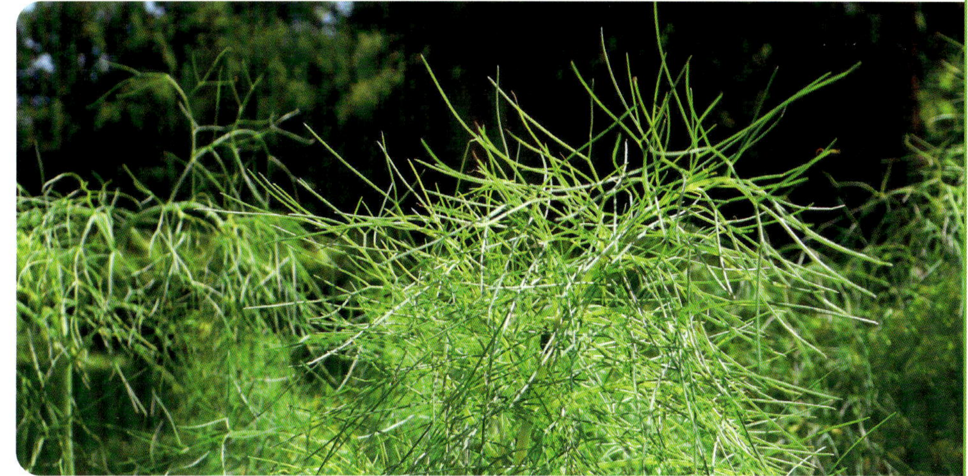

Fenchel — Foeniculum vulgare

Duft/Geschmack: lieblich-süß, anisartig

Wirkung auf den Körper: abführend, antiseptisch, appetitanregend, bakterienvernichtend, blähungsmindernd, blutreinigend, entzündungshemmend, harntreibend, hautstraffend, hungerdämpfend, krampflösend, kreislaufanregend, magenstärkend, menstruationsfördernd, regenerierend

Wirkung auf die Seele: nervenberuhigend

Anwendung: bei Angst, Weinerlichkeit; gibt Zuversicht und Geborgenheit, vermittelt Wärme und Geborgenheit

Sonstiges: entgiftet nach Alkohol- und Nikotingenuss; Vorsicht in der Schwangerschaft und bei Epileptikern

Die Italiener nennen ihn ›Engelsgewürz‹. Doch so manchem Kind ist der Fenchel in nicht allzu guter Erinnerung. Denn die Mütter greifen gerne zum bewährten Fencheltee, wenn die Kinder über Bauchschmerzen und Übelkeit klagen.

Grapefruit — Citrus paradisi

Duft/Geschmack: leicht, spritzig, frisch, bittersüß, fruchtig

Wirkung auf den Körper: adstringierend, antiseptisch, entgiftend, appetitanregend, bakterienvernichtend, bindegewebsstärkend, blutreinigend, durchblutungsfördernd, harntreibend, hautregenerierend, hautstraffend, lymphanregend, stärkend

Wirkung auf die Seele: depressionsmildernd, euphorisierend

Anwendung: bei Angst, Antriebsschwäche, Stress, negativen Stimmungen, geistig-seelischer Übermüdung, Müdigkeit; gegen Lampenfieber; fördert Kreativität und Selbstvertrauen

Sonstiges: zur Luftverbesserung in Räumen

Honig — Mel von Apis mellifica
Duft/Geschmack: mild, warm, süß
Wirkung auf den Körper: hautpflegend
Wirkung auf die Seele: ausgleichend, beruhigend
Anwendung: bei Nervosität, Schlafstörungen, gegen Einsamkeitsgefühle; Gefühlskälte, öffnet verschlossene Menschen, als Trostspender (Balsam für die Seele)
Sonstiges: nicht bei Propolisallergie anwenden

Kamille wild — Ormensis multicaulis
Duft/Geschmack: weich, warm, blumig
Wirkung auf den Körper: bakterienvernichtend, fiebersenkend, krampflösend, galletreibend, leberanregend, pilztötend, schmerzlindernd, schweißtreibend
Wirkung auf die Seele: beruhigend, seelisch erwärmend, entkrampfend
Anwendung: bei Ärger, Angst, Hyperaktivität bei Kindern, Hysterie, Schock, Stress, Schlafstörungen, Unausgeglichenheit

Kiefernnadel — Pinus sylvestris
Duft/Geschmack: frisch, waldig, würzig
Wirkung auf den Körper: abwehrsteigernd, antirheumatisch, atmungsvertiefend, bakterienvernichtend, blutdrucksteigernd, desinfizierend, durchblutungsfördernd, galletreibend, geruchsneutralisierend, harntreibend, kreislaufanregend, mikrobenabtötend, schleimlösend, virenbekämpfend, wurmtreibend
Wirkung auf die Seele: nervenstärkend
Anwendung: bei Erregungszuständen, Erschöpfung, Schlaflosigkeit; verleiht Mut und Zuversicht, Ruhe und Zufriedenheit
Sonstiges: traditioneller Saunaaufguss

Eines der bekanntesten und beliebtesten Ätherischen Öle, zumindest bei den Frauen, ist das des Lavendels.

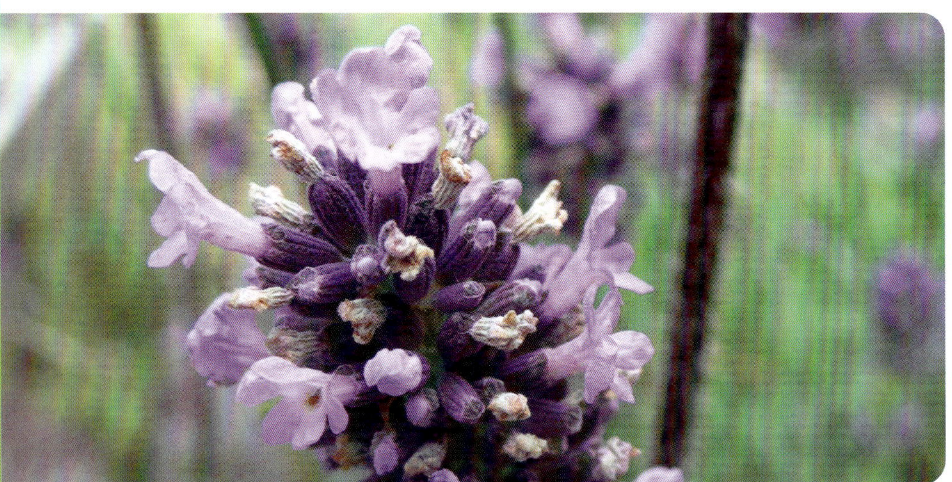

Kreuzkümmel — Cuminum cyminum
Duft/Geschmack: würzig, warm
Wirkung auf den Körper: anregend, entgiftend, blutreinigend, harntreibend, magenstärkend, durchblutungsfördernd, krampflösend, stärkend
Wirkung auf die Seele: erotisierend, nervenstärkend
Anwendung: bei nervöser Erschöpfung; stärkt die Selbstbehauptung; gegen Unausgeglichenheit
Sonstiges: nicht während der Schwangerschaft verwenden

Lavendel (fein)	Lavendula officinalis
Duft/Geschmack:	frisch,blumig, krautig
Wirkung auf den Körper:	anregend, antiseptisch, blähungsmindernd, blutdrucksenkend, entgiftend, galletreibend, geruchsneutralisierend, harntreibend, krampflösend, mikrobenabtötend, menstruationsfördernd, milzanregend, parasitenabtötend, regenerationsfördernd, schmerzlindernd, schweißtreibend, stärkend, wurmtreibend, zellerneuernd
Wirkung auf die Seele:	anregend, aufbauend, beruhigend, nervenstärkend
Anwendung:	bei Alpträumen, Angst, Depressionen, Melancholie, Nervosität, Reizbarkeit, Schlaflosigkeit, Schock, Überreiztheit

Muskatellersalbei	Salvia sclarea
Duft/Geschmack:	süß, nussartig, leicht holzig
Wirkung auf den Körper:	abführend, adstringierend, antibakteriell, blähungswidrig, blutdrucksenkend, entzündungshemmend, geruchsneutralisierend, gebärmutterstärkend/-unterstützend, krampflösend, magenstärkend, menstruationsfördernd, mikrobentötend, schweißregulierend, verdauungsfördernd
Wirkung auf die Seele:	entspannend, stark euphorisierend, inspirierend, nervenstärkend; stimmungsaufhellend
Anwendung:	bei Angst, Depressionen, Hyperaktivität bei Kindern, Wechseljahresbeschwerden, Müdigkeit, Nervosität, Pubertätskrisen, Schlaflosigkeit, Verfolgungsangst, Weinerlichkeit; zur Aktivierung der Träume
Sonstiges:	nicht während der Schwangerschaft verwenden

Myrrhe	Commiphora myrrha
Duft/Geschmack:	balsamisch, warm-würzig, herb-bitter
Wirkung auf den Körper:	blähungsmindernd, desinfizierend, durchblutungsfördernd, entzündungshemmend, hautstraffend, menstruationsfördernd, pilztötend, schleimlösend, vitalisierend, wundheilend
Wirkung auf die Seele:	reinigt die Seele; fördert innere Ruhe und Ausgeglichenheit, gibt Kraft
Anwendung:	bei Antriebslosigkeit, geistiger Müdigkeit; steigert Optimismus und die Zuversicht
Sonstiges:	nicht während der Schwangerschaft verwenden; Meditationsöl

Nelke	Syzygium aromaticum
Duft/Geschmack:	süßlich, würzig; leicht scharf, holzig
Wirkung auf den Körper:	antibiotisch, geruchsneutralisierend, geburtsfördernd, krampflösend, magenstärkend, verdauungsfördernd, virenbekämpfend
Wirkung auf die Seele:	aphrodisierend, harmonisierend, inspirierend, konzentrationsfördernd, nervenstärkend, sexuell anregend
Anwendung:	bei Gedächtnisschwäche, Introvertiertheit, Stress; schenkt Geborgenheit, löst seelische Konflikte, verleiht Kraft zum Loslassen
Sonstiges:	nicht während der Schwangerschaft verwenden

Orange	Citrus aurantium
Duft/Geschmack:	frisch, süßlich, warm, fruchtig
Wirkung auf den Körper:	appetitanregend, blutdrucksenkend, desinfizierend, entschlackend, entzündungshemmend, herzstärkend
Wirkung auf die Seele:	aufmunternd, entspannend, erheiternd, wärmend
Anwendung:	bei Angst, Depressionen, Herzklopfen, Konzentrationsschwäche, Schwermut, Stress, Verbissenheit
Sonstiges:	kann Lichtflecken auf der Haut verursachen

Pfefferminze	Mentha piperita
Duft/Geschmack:	frisch, grasig, würzig
Wirkung auf den Körper:	blähungsmindernd, entzündungshemmend, fiebersenkend, juckreizlindernd, leberanregend, magenstärkend, menstruationsfördernd, schleimlösend, schmerzlindernd, schweißtreibend, virenbekämpfend
Wirkung auf die Seele:	nervenstärkend, konzentrationsfördernd
Anwendung:	bei Erschöpfung, Konzentrationsschwäche, Ohnmacht, Schwindelgefühl; schenkt Selbstvertrauen und Zuversicht
Sonstiges:	zur Insektenabwehr

Rose	Rosa damascena
Duft/Geschmack:	weich, tief, süß-blumig
Wirkung auf den Körper:	abführend, antibakteriell, blutreinigend, krampflösend, leberanregend, magenstärkend, menstruationsfördernd
Wirkung auf die Seele:	aphrodisierend, beruhigend, depressionsmildernd
Anwendung:	bei Enttäuschungen, Frigidität, Hysterie, Impotenz, (Liebes-) Kummer, Melancholie, nervöse Spannungen, Trauer
Sonstiges:	stärkt den feinstofflichen Körper

Rosenholz	Aniba rosaeodora
Duft/Geschmack:	warm, kräftig, rosig
Wirkung auf den Körper:	antibakteriell, geruchsneutralisierend, krampflösend, schmerzlindernd, stärkend
Wirkung auf die Seele:	aphrodisierend, depressionsmildernd, phantasieanregend, schlaffördernd
Anwendung:	bei Angst, Depressionen, Frigidität, psychischer Unausgeglichenheit, nervösen Spannungen, Unsicherheit; schenkt Selbstvertrauen

Rosmarin	Rosmarinus officinalis
Duft/Geschmack:	würzig fein, etwas kampferartig, scharf-bitter
Wirkung auf den Körper:	blutbildend, blutdrucksteigernd, durchblutungsfördernd, haarwuchsfördernd, herzstärkend, kreislaufanregend, reinigend, schweißtreibend, stoffwechselfördernd, verjüngend
Wirkung auf die Seele:	aphrodisierend, antriebsfördernd, gedächtnisfördernd, konzentrationstionsstärkend, stimmungsaufhellend
Anwendung:	bei Depressionen, nervösen Herzbeschwerden, Impotenz, Nervenbeschwerden
Sonstiges:	nicht bei Bluthochdruck, Epilepsie und in der Schwangerschaft anwenden; kann leicht hautreizend wirken

Sandelholz	Santalum album
Duft/Geschmack:	warm, weich, balsamisch, süß-holzig
Wirkung auf den Körper:	bakterienvernichtend, desinfizierend, entzündungshemmend, harntreibend, insektenvernichtend, krampflösend
Wirkung auf die Seele:	beruhigend, erotisierend, euphorisierend, stark phantasieanregend, gedächtnisstärkend
Anwendung:	bei Aggressionen, Angst, Frigidität, Impotenz, Stress; gegen Egoismus, unterstützt Lösungsprozesse
Sonstiges:	nicht bei akuter Nierenentzündung anwenden

Schafgarbe	Achillea millefolium
Duft/Geschmack:	süßlich-grasig, leicht kampferartig
Wirkung auf den Körper:	blutdrucksenkend, enzündungshemmend, fiebersenkend, krampflösend, schleimlösend, stärkend, verdauungsfördernd
Wirkung auf die Seele:	bewusstseinserweiternd, depressionsmildernd
Anwendung:	bei Alpträumen, Schlaflosigkeit, Schwindelgefühl; fördert die Intuition

Thymian (Quendel)	Thymus serpyllum
Duft/Geschmack:	bitter, würzig
Wirkung auf den Körper:	auswurffördernd, blutdruckerhöhend, desinfizierend, entzündungshemmend, krampflösend, schleimlösend, schweißtreibend
Wirkung auf die Seele:	depressionsmildernd
Anwendung:	bei Apathie, Niedergeschlagenheit
Sonstiges:	sparsam dosieren; nicht geeignet für Kinder, Epileptiker, Schwangere

Ein Waldspaziergang belebt und erfrischt die Sinne: die Duftstoffe der Bäume wirken sowohl auf unseren Körper als auch auf unsere Psyche.

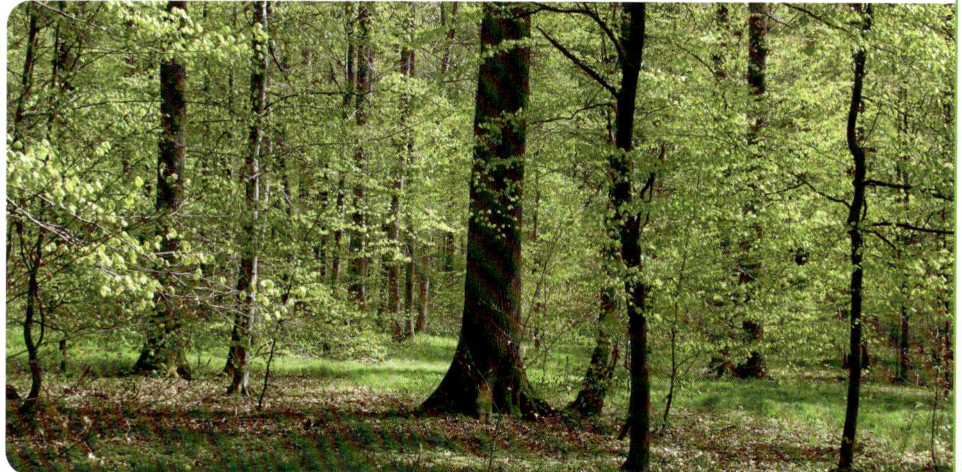

Weihrauch	Boswellia carteri
Duft/Geschmack:	warm, süß, balsamisch
Wirkung auf den Körper:	atmungsvertiefend, beruhigend, gebärmutterstärkend, harntreibend, menstruationsfördernd, schleimlösend, stärkend, schleimlösend, zellschützend
Wirkung auf die Seele:	besänftigend, gedankenvertiefend
Anwendung:	bei Angst, Erregbarkeit, Ratlosigkeit, Stress; entspannt die Atmung, schenkt Gelassenheit, verleiht Klarheit
Sonstiges:	Gebets- und Meditationsöl; zur Luftreinigung

Weißtanne Abies alba
Duft/Geschmack: waldig, frisch-würzig
Wirkung auf den Körper: abwehrsteigernd, anregend, atmungsentkrampfend, geruchsneutralisierend, durchblutungsfördernd, hustenreizlindernd, schleimlösend, schmerzlindernd, stärkend
Wirkung auf die Seele: aufbauend, reinigend, stärkend
Anwendung: bei seelischer Erschöpfung, Niedergeschlagenheit, Alpträumen; gibt Mut, stärkt das Selbstvertrauen
Sonstiges: Meditationsöl

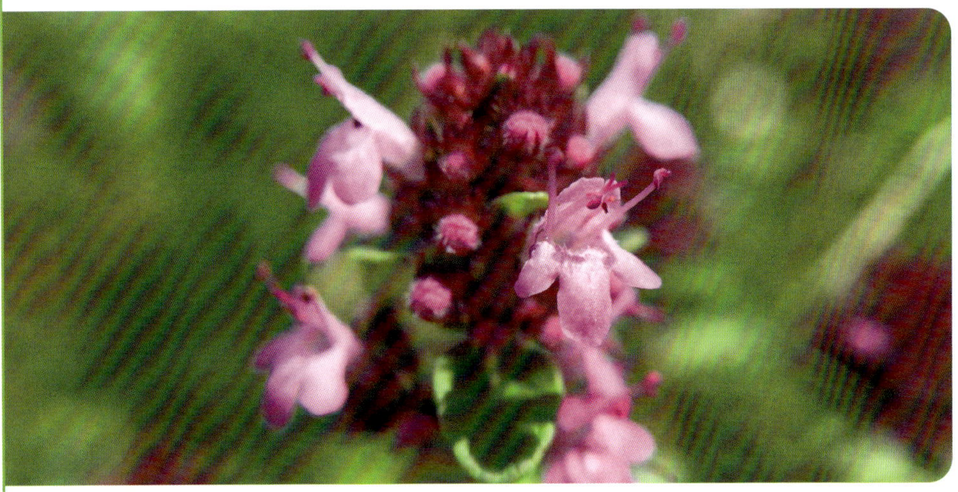

Auch Hildegard von Bingen schätzte den Thymian, auch Quendel genannt, wegen seiner starken, ätherischen Öle. Diese lassen sich wunderbar für Erkältungskrankheiten nutzen.

Ylang Ylang Cananga odorata
Duft/Geschmack: weiblich blumig, sinnlich-erotisch, süß
Wirkung auf den Körper: atemfrequenzherabsetzend, ausgleichend, blutdrucksenkend, herzberuhigend, infektionshemmend, nervenstärkend, ruhigstellend
Wirkung auf die Seele: angsthemmend, erotisierend, entkrampfend, euphorisierend
Anwendung: bei Enttäuschung, Frigidität, Impotenz, Nervosität, Schlaflosigkeit; stärkt die Ausstrahlung, gibt Selbstvertrauen

Ysop Hyssopus officinalis
Duft/Geschmack: süßlich-herb, kampherartig, aromatisch
Wirkung auf den Körper: bakterienvernichtend, blutdruckregulierend, herzstärkend, kreislaufstärkend, schleimlösend, schweißtreibend, verdauungsfördernd
Wirkung auf die Seele: beruhigend, konzentrationsfördernd, nervenstärkend
Anwendung: bei Angst, Erschöpfung, Hysterie, Stress
Sonstiges: sparsam dosieren; nicht geeignet für Epileptiker und Schwangere

Zitrone Citrus limonum
Duft/Geschmack: leicht, frisch
Wirkung auf den Körper: bakterienvernichtend, blutdrucksenkend, blutreinigend, durchblutungsfördernd, entgiftend, harntreibend, insektenvernichtend, krampflösend, stärkend
Wirkung auf die Seele: erheiternd, erfrischend, leicht erotisierend, inspirierend
Anwendung: bei Antriebslosigkeit, Arbeitsunlust, Müdigkeit; fördert die Kreativität und die Phantasie
Sonstiges: Deodorant; kann Lichtflecken auf der Haut verursachen

Anmerkung: Die Wirkungsweisen sind keineswegs vollständig! Diese Auflistung soll lediglich einen Einblick in die Vielfältigkeit der Einsatzmöglichkeiten von Ätherischen Ölen geben.
Für zusätzliche Informationen und Details zu diesen und anderen Ätherischen Ölen empfehle ich das Buch ›Ätherische Öle anwenden‹ von Markus Schirner. Die o.g. Informationen sind mit freundlicher Erlaubnis des Autors seinem Buch entnommen.

Allgemeiner Hinweis für den Umgang mit Ätherischen Ölen
Ätherische Öle sind Naturprodukte und im Normalfall für jeden gut verträglich. Jedoch sollte auch hier mit Bedacht vorgegangen werden. So kann es bei Allergikern bei dem einen oder anderen Öl zu allergischen Reaktionen kommen. Solltet Ihr empfindlich auf Gräser oder Bäume reagieren, könnt Ihr die Verträglichkeit mit einem Tropfen des Ätherischen Öls direkt auf der Haut testen.

Allerdings sollten Ätherische Öle im Allgemeinen natürlich nicht unverdünnt direkt auf der Haut angewandt werden. Hier ist allerdings das Lavendelöl eine der berühmten Ausnahmen. Dieses wirkt antibakteriell, schmerzlindernd und entzündungshemmend. Ich habe es schon des öfteren bei kleinen Verletzungen oder Stichen direkt auf die Haut aufgebracht. Jedoch muss selbstverständlich bei größeren Verletzungen immer der Rat eines Arztes oder einer fachkundigen Person hinzugezogen werden.
Ätherische Öle dürfen in reiner Form prinzipiell nicht in die Augen und auf die Schleimhäute gelangen.

Babys und kleine Kinder reagieren noch sehr empfindlich auf ihre Umwelt, auf Gerüche und Geräusche. Deshalb ist bei Ätherischen Ölen größte Vorsicht bei der Anwendung geboten. Manche lehnen den Einsatz bei Kindern unter drei Jahren prinzipiell ab.
Ich selbst verwende in meinen Salben (jedoch nicht hoch dosiert) Ätherische Öle, welche ich bei meinem Jüngsten schon in der ersten Lebenswochen nach Bedarf anwendete. Wenn die Nase einmal wirklich zu war und der Kleine nicht in den Schlaf finden konnte, träufelte ich etwas Lavendelöl auf ein Tuch und hängte es ihm ans Gitterbett. Ich dosierte jedoch immer sehr vorsichtig und beobachtete jeweils seine Reaktion.

Meine bevorzugten Bezugsquellen:

Hochprozentiger Alkohol
www.spinnrad.de
www.calendula-kraeutergarten.de
Apotheke

Pflanzen-Alkoholauszüge
www.weiboltshamer.at
www.urdrogerie.de

Ätherische Öle
www.der-bio-shop.info
www.dragonspice.de
www.maienfelser-naturkosmetik.de
www.primaveralife.com

Sprühflaschen/-köpfe
www.paracelsus-versand.de
www.glas-shop.com
Apotheke

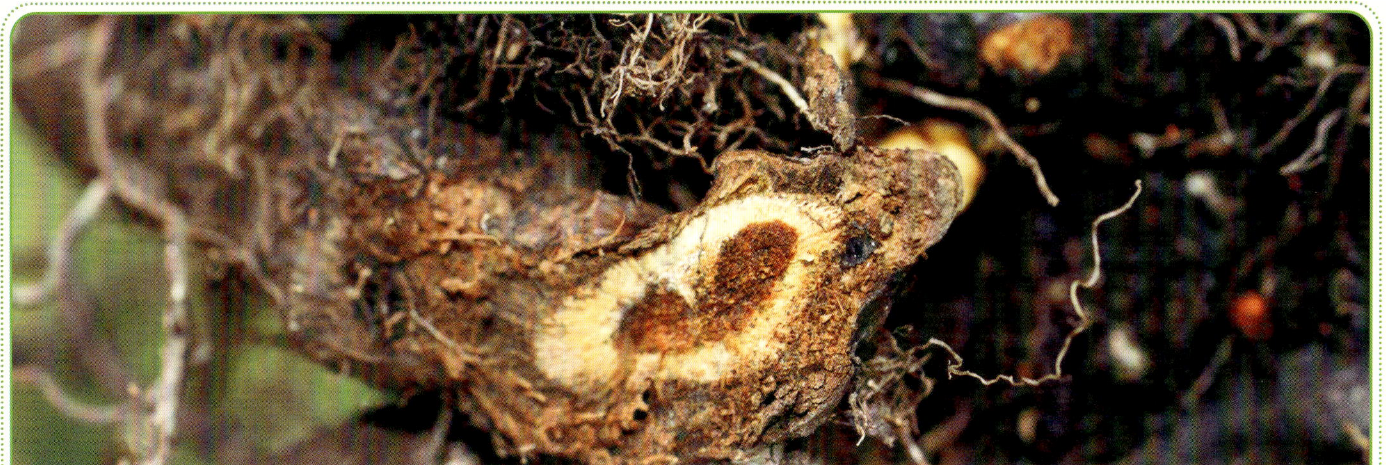

Wurzelzeit

Die Kraft der Wurzeln entdecken und anwenden lernen

Mit dem beginnenden Herbst treten wir zusammen mit den Kräutern und Bäumen in eine weitere Lebensphase ein: die Tage werden kürzer und auch kälter. Die ersten Nachtfröste und die Zeit des Wurzelstechens stehen bevor.
Nicht mehr lange, dann sieht man die eine oder andere wunderliche Figur, dick in Jacke, Schal und Mütze eingepackt, mit Spaten, Eimer oder Leinentäschchen und Handschuhen bestückt, auf der Suche nach speziellen Kräutern, welche in der Heilkunde vor allem durch ihre Wurzeln bekannt und geschätzt sind. Bevorzugt bei abnehmendem Mond sieht man die traditionellen Wurzelstecher, wie sie immer und immer wieder den Spaten in den Boden stoßen, tiefe Löcher graben, um an die begehrten und heilsamen Wurzeln zu kommen.
Prinzipiell ist das Wurzelstechen eine (weitere) Art des Sammelns, die selbstverständlich jeder erlernen kann. Allerdings sind ein paar hilfreiche Anregungen zu Beginn ganz nützlich, und dazu soll dieses Skript dienen.

Ich habe festgestellt, dass gerade diese, oft etwas frostige, Zeit eine ganz besondere Lebensqualität mit sich bringt. Denn das Wurzelgraben lässt mich zum einen die unbändige Kraft der Natur fühlen, ihre Vielfältigkeit und auch deren Geist spüren. Es ist andererseits eine Zeit des Abschieds, des Rückzugs – nicht nur der Naturkräfte! Auch ich merke, wie ich mich mehr auf mich besinne, phasenweise mich zu meinen eigenen Wurzeln zurückziehe.
Daraus entwachsen oft neue Ideen, ich bekomme neue Impulse und nehme diese in das kommende Jahr hinein. Dort werden sie, wie auch die Pflanzen, mit der Kraft der Sonne zum Leben erweckt, die aktive Phase beginnt. Sowohl die Ideen als auch die Pflanzen tragen Blüten und Früchte und beschenken mich mit vielen schönen Momenten. Und eben so ist die Idee zu meinen Ausbildungen und diesem Buch entstanden, als ein Samen, der im Herbst geboren wurde, mit der Frühlingssonne zu keimen anfing, um sich dann als reife Frucht im Sommer in Form dieser Aufschriebe zu zeigen.

Für uns naht ebenfalls die Zeit des Abschieds. Wir werden uns noch zusammen das Thema Räuchern anschauen und ich darf Euch hierzu ein paar Tipps geben, auf welch' unterschiedliche Art und Weise sich das Räuchern in den Alltag integrieren lässt.
Ich bin gespannt, wie sich Eure nun gesammelten Erfahrungen und Erkenntnisse zukünftig in Eurem Leben zeigen werden. Denn sie sind nicht anders als ein Samen, der mit Licht, Wasser und Liebe zu einer großen und stattlichen Pflanze heranwachsen kann!

Die Ursprünge des Wurzelstechens

Das Wurzelstechen diente zu allererst der Ernährung, denn die Wurzeln enthalten viel Stärke, Vitamine und Mineralstoffe, was den Menschen früher, gerade auch in harten Wintern, das Überleben sicherte. Einige dieser wilden Pflanzen sind für uns heute noch gängige Kräuter, wie z. B. der Löwenzahn, die Wegwarte, der Beinwell, der Wiesen-Bärenklau, die Wald-Engelwurz und die Wilde Möhre.
Etliche der Wurzeln finden wir regelmäßig auf den Speisekarten wieder, denn die Möhre, als kultivierte Form der Wilden Möhre, ist aus vielen Rezepten nicht weg zu denken. Auch der Topinambur, welcher aus der Familie der Korbblütler stammt, wird in einigen Regionen noch angebaut und sowohl als Nahrungsmittel wie auch als ›Schnäpsle‹ geschätzt. Die Kartoffel, ein Nachtschattengewächs, fand vor rund 400 Jahren ihren Weg nach Europa und ist seither fester Bestandteil unserer Ernährung.

Die weitere Entwicklung des Wurzelstechens

Was sicherlich ebenfalls eine wichtige Rolle spielte bzw. heute noch spielt ist die Heilwirkung der Wurzeln. Denn aus der Ernährung heraus konnten unsere Vorfahren erkennen und erfahren, welche Pflanze bei welchen Befindlichkeiten besonders gut hilft, sei es die Löwenzahnwurzel bei Verdauungsproblemen, die Brennnesselwurzel zur Kräftigung des Körpers und der Seele oder die Engelwurz-Wurzel bei Erkältungen und Schmerzen, um nur einige zu nennen. Manche Kräutern tragen bereits die ›Wurz‹ in ihrem Namen, wie z. B. die Engelwurz, die Pestwurz, die Blutwurz oder auch die Nelkenwurz. Dies kann ein Hinweis auf die Verwendung der Wurzel in der Heilkunde sein. Es gibt aber auch Berichte, worin der Beiname ›Wurz‹ auf ein besonders heilkräftiges Kraut hinweisen soll. ›Eure Nahrung soll Euer Heilmittel sein. Euer Heilmittel soll Eure Nahrung sein.‹ Dieser gerade heute so aktuelle Satz des berühmten griechischen Arztes Hippokrates (460 bis 370 v. Chr.) hat auch bei den Wurzeln seine Gültigkeit.

Wenn die Blätter welken, die Tage kürzer werden und die Nachtfröste beginnen, machen sich die Wurzelgräber auf den Weg.

In alten Ritualen griff man ebenfalls auf Wurzeln zurück. Hier möchte ich Alant, Baldrian, Beifuß und Engelwurz nennen. Aber auch andere Wurzeln wurden regelmäßig für Zeremonien oder zum Ausräuchern von Gebäuden und Stallungen genutzt.

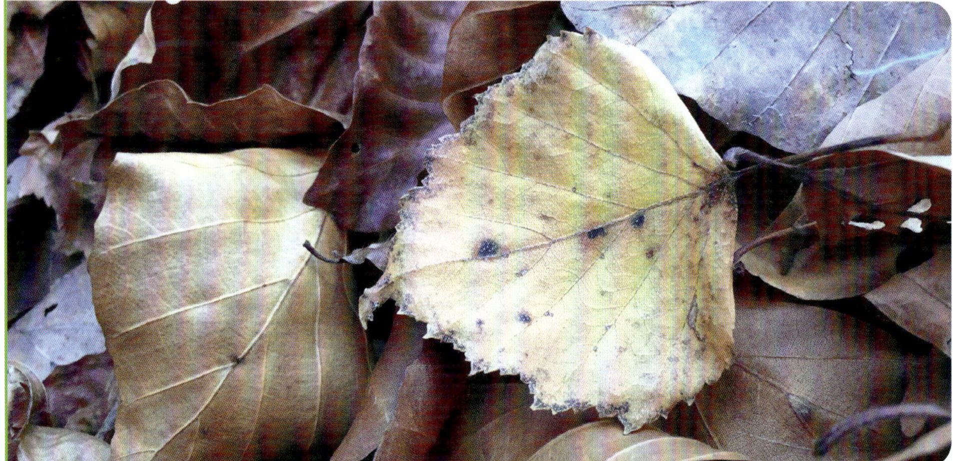

Die beste Jahreszeit zum Wurzelstechen

Wenn man in der einschlägigen Literatur nachliest wird beim Wurzelstechen meist der Herbst bzw. das zeitige Frühjahr genannt. Vom Prinzip her ist dies durchaus korrekt, jedoch hat sich aufgrund immer wieder schwankender Temperaturbedingungen mittlerweile das Wurzelstechen teilweise in den Winter hinein verlagert. Hierbei sollte man jedoch darauf achten, dass der Boden nicht oder noch nicht stark gefroren ist.
Ich empfinde den Herbst/Winter als die beste Zeit. Da die oberirdischen Teile verwelken, kann man hier den Zeitpunkt für das Ausgraben recht gut ablesen. Wenn im Frühjahr gegraben wird ist die Wahrscheinlichkeit eines gefrorenen bzw. durchgefrorenen Bodens sehr groß. Außerdem muss man rechtzeitig beginnen, nämlich bevor die neuen, jungen Blätter sich entfalten. Aber das ist, wie bereits angedeutet, mein persönliches Empfinden.

Da es sowohl einjährige, zweijährige und mehrjährige Pflanzen gibt kann man sich ganz gut an folgenden Regeln orientieren:

- Wurzeln von einjährigen Pflanzen, wie z. B. Wegerich, Brennnessel oder Gundermann, werden prinzipiell im Herbst/Winter geerntet.
- Wurzeln von zweijährigen Pflanzen, hier sei die Wilde Karde und die Wilde Möhre genannt, im Herbst/Winter des ersten Jahres.
- Wurzeln von mehrjährigen Pflanzen, u. a. Baldrian, Beinwell und Löwenzahn, erntet man normalerweise ab dem 2. Jahr, da die Wurzeln in der Regel immer noch größer und kräftiger werden, jedoch auch holziger.

Da das Ausgraben der Wurzel den Tod der Pflanze bedeutet ist hier besonders darauf zu achten nur Pflanzen zu nehmen, die am Fundort häufig vorkommen, um damit das Weiterbestehen dieser Kräuter zu sichern. Es gibt allerdings auch Pflanzen, wie z. B. der Beinwell, denen man einen Teil der Wurzel entnehmen kann und welche dann im folgenden Jahr wieder neu treiben.

Die beste Tageszeit zum Wurzelstechen

Die traditionellen Wurzelgräber wählen den Abend oder die Nacht, da dies dem Tages-/Nachtrhythmus der Pflanze entspricht. Ich selbst ziehe das Wurzelstechen bei Tageslicht vor. ich versuche dann allerdings zeitig zu beginnen, damit die Kraft der Pflanze nicht nach oben zum Licht wandert.

Wie bereits eingangs erwähnt kann man, je nach Wetter und Möglichkeit, die Mondphasen mit einbeziehen: da bei abnehmendem Mond bzw. Neumond auch die Kräfte der Kräuter abnehmen bzw. sie sich mehr zurückziehen ist dies eine gute Zeit, um Wurzeln zu ernten.

Gutes Schuhwerk, ein stabiler Spaten und los geht's!

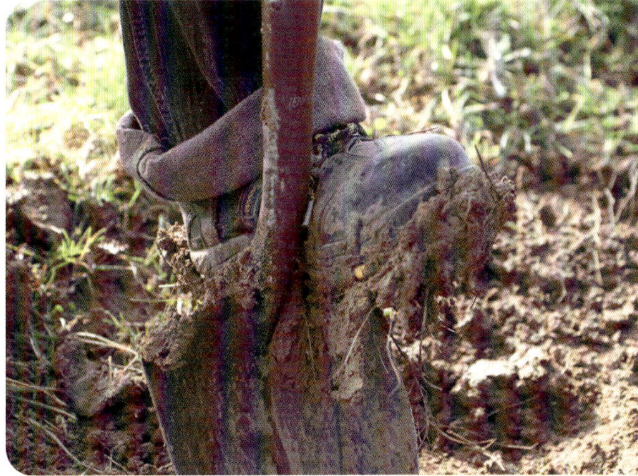

Jetzt geht's los – zum Wurzelstechen

Mit einem stabilen Spaten oder, je nach Pflanzengröße, kleinen Handspaten macht das Wurzelstechen richtig Spaß. Im idealen Fall ist die Erde etwas feucht und nicht gefroren, dann greift der Spaten richtig gut Gute, stabile Schuhe, welche über die Knöchel gehen, sind von Vorteil, um Verletzungen zu verhindern. Eine Freundin hatte Halbschuhe mit glatter Sohle an, rutschte am Spaten ab und verstauchte sich den Knöchel.

Ihr stecht den Spaten im Kreis um die Pflanze in ausreichende Tiefe und lockert den Boden etwas an. Dann könnt Ihr die komplette Pflanze zusammen mit dem von Erde umgebenen Wurzelwerk entnehmen. Anschließend brecht Ihr die Erde rund um den Wurzelstock ab. Da die Wurzeln der verschiedenen Pflanzenarten sehr unterschiedlich gewachsen sind – es gibt Pfahlwurzeln, kleine zierliche Wurzeln mit vielen Härchen, Wurzeln mit Knöllchen – benötigt Ihr etwas Zeit und Übung, um die Wurzeln optimal auszustechen. Am Anfang ist es auf jeden Fall gut und sinnvoll, den Spaten mit ausreichendem Abstand zur Pflanze anzusetzen, damit die Wurzeln bzw. kleinere Wurzelhärchen nicht beschädigt werden. Anschließend wird das Loch mit der restlichen Erde, wenn vorhanden etwas Laub, wieder bedeckt.

Noch ein Tipp: Meist sehen die Wurzeln der Pflanzenarten recht unterschiedlich aus. Es kann jedoch trotzdem ratsam sein, Papiertüten oder andere Aufbewahrungsmöglichkeiten und Stift griffbereit zu haben, um die Wurzeln zu benennen.

Auf keinen Fall sollten die Wurzeln mit Metall in Berührung kommen, um eine Oxidation zu vermeiden. Zudem beinhalten viele Wurzeln Gerbstoffe, die sich ebenfalls nicht mit Metall vertragen. Ein Kupferspaten oder eine -Handschaufel wäre eine Alternative.

Trocknen und weitere Verarbeitung der Wurzeln

Zu Hause angekommen müssen die Wurzeln gründlich gewaschen werden. Ggfs. ist eine Bürste nötig, um die Erde zwischen den Ritzen zu entfernen. Ihr solltet jedoch nicht mit zu viel Druck arbeiten, damit die Wurzel nicht beschädigt wird bzw. wertvolle Inhaltsstoffe verloren gehen. Ordentlich wässern hilft oft schon ein gutes Stück weiter.

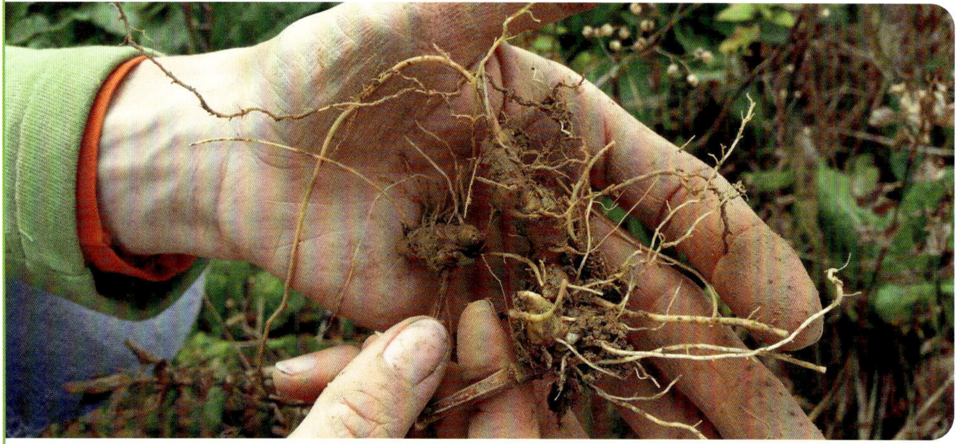

Die Knollen der Braunwurz erinnern an kleine Figürchen. Sie zeigen sich in vielerlei Formen und Gestalten.

Wenn ich Wurzeln in Alkohol bzw. Öl ansetze finde ich es persönlich auch nicht schlimm, wenn noch kleinste Spuren von Erde vorhanden sind. Die Wurzeln werden, wenn sie für Essenzen verwendet werden, anschließend abgetrocknet, in kleine Stücke geschnitten und ins Glas gelegt. Dann kommt die gewünschte Flüssigkeit hinzu und Ihr verfahrt letztendlich genau so, wie Ihr es bereits im Sommer mit den Essenzen aus Blüten, Blätter, Kraut und Samen getan habt: das Glas wird verschlossen, täglich einmal bewegt, und nach geeigneter Zeit werden die Pflanzenteile heraus gefiltert. Die Essenz in ein dunkles Glas zum Aufbewahren füllen. Fertig.

Falls Ihr die Wurzeln trocknen möchtet, um daraus später Tee oder etwas anderes herzustellen, werden diese ebenfalls in kleinere Stücke (1 bis 2 cm) zerteilt, damit sie besser durchtrocknen können, was am besten in Heizungs- bzw. Ofennähe geschieht. Nach ca. einer Woche müssten sie trocken sein. Ob die Wurzel nun wirklich komplett durchgetrocknet ist könnt Ihr feststellen, indem Ihr sie brecht: dann ist ein hartes Knacken zu hören. Die getrockneten Wurzeln lassen sich sowohl in Glasgefäßen als auch in Papiertüten aufbewahren. Bei Papiertüten muss man jedoch darauf achten, dass die Raumluft trocken ist.

Was zur Verarbeitung natürlich auch noch gehört ist die kulinarische Komponente: aus Wurzeln lassen sich herrliche Gerichte zaubern! Wie so oft in der Pflanzenwelt sind wir mit reichen Gaben und vielerlei verschiedenen Verarbeitungsmöglichkeiten gesegnet!

Teezubereitung aus Wurzeln

Bei der Verwendung von Blüten und Blättern wird ein Tee normalerweise auf die gängige Art zubereitet: heißes Wasser auf die Pflanzenteile gießen und zugedeckt zwischen 5 bis 15 Minuten ziehen lassen.
Bei Wurzeln zeigt die Erfahrung, dass die Inhaltsstoffe länger brauchen, um sich im Wasser zu lösen. Deshalb empfiehlt sich hier ein Kaltauszug. Die Wurzel wird hierzu nochmals etwas zerkleinert und anschließend mit einer Tasse kaltem Wasser übergossen. Diese lässt man am besten über Nacht stehen. Am nächsten Tag kocht man das Wasser mit Wurzel kurz auf und lässt es bei niedriger Hitze 5 bis 10 Minuten zugedeckt weiterköcheln. Danach wird die Wurzel abgeseiht und der Tee ist trinkfertig.

Räuchern mit Wurzeln

Im nächsten Kapitel werden wir uns ausgiebig dem Räuchern widmen. Hierzu lassen sich Wurzeln nämlich hervorragend verwenden, z. B. bei rituellen Festen, zum Orakeln oder bei Meditationen. Die Verbindung über die Wurzeln mit der Erde, mit der Unterwelt, bietet dies geradezu an.

Mein erstes Wurzelstechen

Ich kann mich noch gut an meine erste Wurzel erinnern, welche ich mit einem Spaten geerntet habe. Es war eine Blutwurz, und als ich sie ausgegraben hatte, brach ich in Tränen aus. Denn ich wusste, diese Pflanze wird nie wieder kommen, denn ich hatte sie in diesem Moment ihrer Lebensbasis beraubt.
Nach einer Weile, als ich mich wieder beruhigt hatte, setzte ich mich ins Gras und schaute mir diese Wurzel genau an, ihre Form, ihre Farbe und ich probierte ein Stückchen davon. So – in mich gekehrt – und ganz mit dieser Wurzel verbunden spürte ich plötzlich eine tiefe Stille, eine unbändige Kraft und ein großes Glücksgefühl.

Ich war erstaunt, fasziniert und berührt und nach einer Zeit fragte ich, was dies zu bedeuten hätte. Die Antwort darauf war ganz einfach. Wir alle kommen und gehen, wir alle dienen einem Ziel, wir alle haben unsere Bestimmung. Und immer wenn jemand oder etwas geht entsteht Platz für ein neues Leben, ein neues Wesen. Der Kreislauf des Lebens ist unendlich, so wie auch unsere Seelen unendlich, unsterblich sind.
Mit einem Mal war ich versöhnt und ich fühle mich reich beschenkt, dieses erlebt zu haben. Und nun ist mir auch völlig klar, warum die Worte ›zu seinen Wurzeln zurückzukehren‹ diese Sehnsucht in uns auslöst, uns den Tränen nahe sein lässt.
Die Blutwurz hat mir gesagt: ›Du bist, Du wirst sein, Du stirbst, Du wirst gehen, Du bist unsterblich!‹

Abschließende Worte

Ihr werdet Euren Weg des Wurzelstechens finden! Ich weiß, dass es für mich eine wichtige Erfahrung war, die ich nicht missen möchte.
Und ich weiß auch, dass ich bevorzugt mit den oberirdischen Pflanzenteilen arbeite. Aber wer weiß, was sich die nächsten Jahre noch entwickeln wird.

Und darauf freue ich mich, denn alles bleibt anders, wir stehen nicht still, sondern bewegen und entwickeln uns immer weiter, wie auch die Natur und ihre Pflanzenwelt!

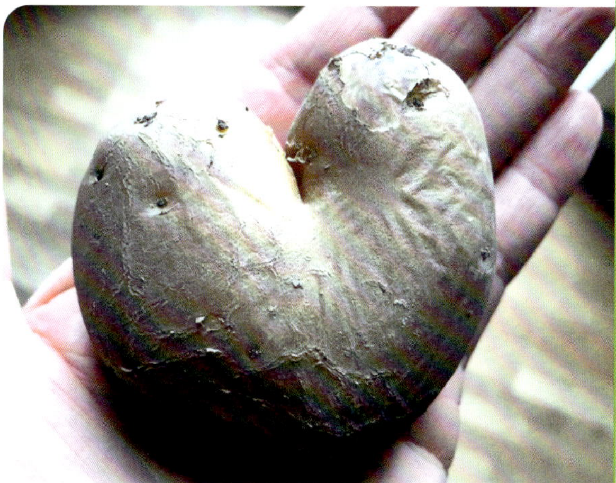

Eine herzliche Knolle, ein Liebesgruß der Natur.

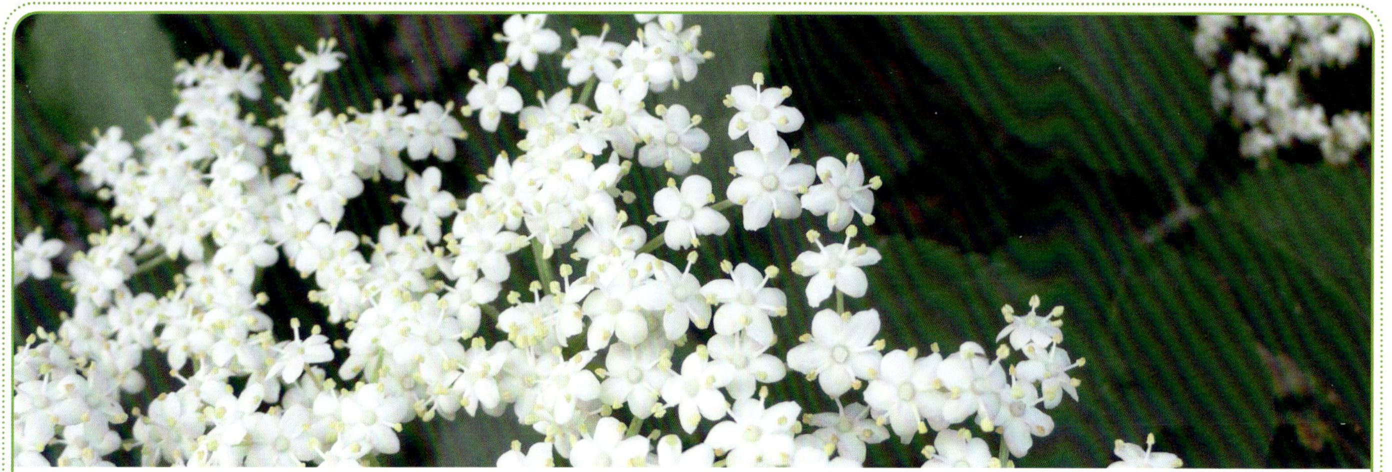

Räuchern

Erdung, Reinigung, Meditation - die alte Tradition des Räucherns

Als ich mich an den Aufschrieb für das Kapitel Räuchern setzte musste ich als Erstes schmunzeln. Denn wie oft ist es mir in der Vergangenheit passiert, dass ich mit Menschen über das Räuchern sprechen wollte und die erste Frage war: was räucherst Du denn? Fisch oder Fleisch?
Letztendlich ist beides so alt wie die Beziehung von Mensch und Feuer. Denn Räuchern wird nach wie vor zur Haltbarmachung von Nahrungsmitteln genutzt, aber ebenso um Düfte hervorzuzaubern oder als Unterstützung für rituelle Bräuche.

Räuchern kann man vielseitig nutzen: zur Klärung von Raumdüften, Raumenergien sowie der Klärung unserer Aura. Außerdem eignen sich die in diesem Buch angesprochenen Pflanzen wunderbar für Riten und Jahreskreisfeste und geben ebenso festlichen Gelegenheiten einen einzigartigen Rahmen. Das Räuchern von Pflanzen ist eine weitere, ganz eigene und spezielle Form, mit der Pflanze in Kontakt zu kommen, ihr einzigartiges Wesen wahrzunehmen.

Was Düfte bewirken
Es ist erstaunlich, aber kein anderer Sinn hat eine so ausgeprägte, starke emotionale Kraft wie der Geruchssinn! Düfte sind immer eine individuelle Erfahrung, da jeder Mensch seine ganz eigene Erinnerung an gewisse Situationen und den damit verbundenen Gerüchen hat.
Über das Gehör oder über die Augen wahrgenommene Eindrücke werden in den entsprechenden Zentren des Gehirns erst nach starker Filterung verarbeitet. Die über die Rezeptoren der Nasenschleimhaut aufgenommenen Düfte gelangen ohne Schaltstelle zum Riechkolben im Vorderhirn, um dann über Synapsen bis ins limbische System vorzudringen. Dort löst der Duft eine Emotion und/oder eine Erinnerung aus. Der Verstand erfährt jedoch erst später davon. So kann es passieren, dass wir auf einen Geruch instinktiv, also unbewusst, reagieren. Für unsere Vorfahren war diese schnelle Form der Signalübertragung als Schutz unabdingbar.

Die Schamanen wussten um die Macht des Räucherns und nutzten die Riechstoffe wiederum als Reisemittel in andere Dimensionen, zu ihren Geistern, Göttern und Krafttieren. In späteren Zeiten ging dies auf die Priester über, die in dem Duft die Offenbarung der Götter bzw. des Gottes sahen. Ein weiterer wesentlicher Aspekt war und ist die desinfizierende Wirkung von Rauch. Ob nun in Krankenzimmern oder in Räumen, in denen energetisch gearbeitet wird: überall wo sich Energie festsetzt und Klärung nötig ist wirkt der Rauch klärend, heilend und befreiend.

Heute ist dies beinahe nicht mehr vorstellbar, aber in früheren Zeiten wurden Krankenzimmer geräuchert. Und zum Jahreswechsel um die Wintersonnwende gingen die Menschen durch ihre Häuser und Ställe, um alles Alte des vorangegangenen Jahres zu vertreiben, einen ›neuen Wind hereinzulassen‹.
Mittlerweile ist bekannt, dass Düfte sowohl auf die Emotionen und die Psyche als auch auf den Körper wirken. Eine wunderbare Ergänzung also zu den heilpflanzlichen Anwendungen, die wir bereits kennengelernt haben!

Verschiedene Räuchermethoden

Es gibt viele Möglichkeiten, um Blüten, Blätter, Samen, Rinden oder Harze zu verräuchern. Ich möchte Euch im Nachfolgenden die gängigsten vorstellen. Ihr werdet für Euch selbst eine bevorzugte Variante entdecken. Oft sind es auch zwei verschiedene Formen, die man letztendlich am häufigsten nutzt.

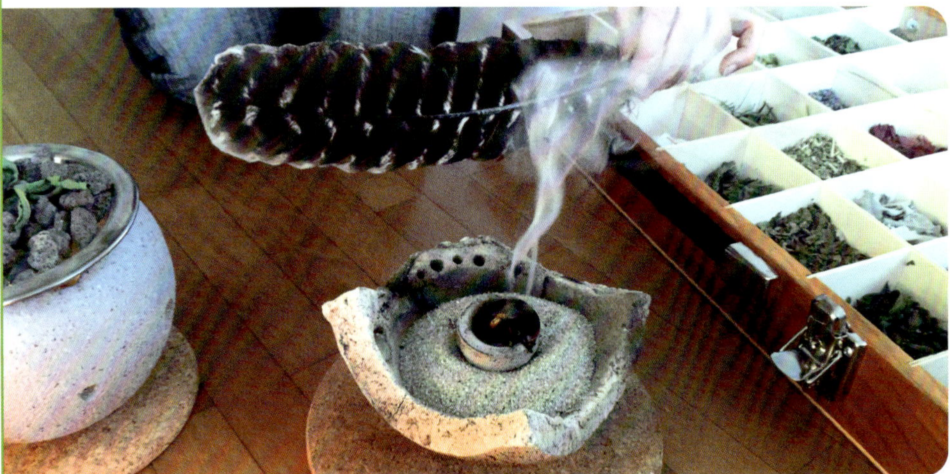

Ich persönlich hatte vor dem Räuchern mit Kohle großen Respekt, war dann aber von dem Ergebnis mit direkt aufgelegtem Harz hellauf begeistert. Hier folgen nun die Räuchermethoden, welche bei meinen Freunden und Kunden bisher am besten angekommen sind:

Wenn es mal schnell gehen soll: Die Kohle mit Schnellzünder benötigt nur ein paar Minuten, dann ist sie durchgeglüht und das Räuchern kann beginnen.

Räuchern mit Kohle

Das Räuchern mit Kohle ist die ursprünglichste Form des Räucherns. Früher, am offenen Feuer, konnte man die Kräuter oder Harze direkt auf der Kohle verglühen lassen. Sicherlich nutzten unsere Vorfahren gleichfalls auch Behältnisse, in denen die Pflanzenteile auf Kohlestücken verräuchert wurden, um z. B. Räume zu klären. Für uns gibt es heutzutage ein breites Angebot an verschiedenen Räuchergefäßen, die speziell hierfür ausgelegt sind.

Zubehör

Um diese traditionelle Form des Räucherns zu nutzen benötigt man folgende Utensilien:

- ein feuerfestes Räuchergefäß
- Räucherkohle
- eine Zange zum Halten der Kohle
- Sand (kein Vogelsand; entweder im Baumarkt oder in Fachgeschäften von Räucherzubehör erhältlich)
- einen Mörser zum Zerkleinern von Beeren, Samen und Harzen
- einen kleinen Löffel
- eine Feder zum Fächeln
- ein Feuerzeug oder Streichhölzer, ggfs. eine Kerze

Das Räuchergefäß wird zur Hälfte oder etwas mehr mit Sand gefüllt. Anschließend hält man die Räucherkohle mit einer Zange über das Feuerzeug, ein Streichholz oder über eine Kerze. Ich stelle die Kohle dann immer auf die Kante in den Sand, damit sie zum Durchglühen genügend Luft bekommt. Wenn die Kohle außen weiß, also aschig aussieht, kann sie mit Räucherwerk belegt werden.

Kohle

Mittlerweile bekommt man in Fachgeschäften auch Kohle mit Schnellzünder angeboten. Die Kohle ist mit Salpeter getränkt, welcher als Brandbeschleuniger dient. Die Kohle entzündet sich also schneller und glüht auch schneller durch. Ich nutze ausschließlich diese Art der Kohle. Hier gilt allerdings zu beachten, dass durch die Verbrennung des Salpeters ein unangenehmer Geruch entsteht. Ich zünde deshalb die Kohle in einem separaten Raum bei offenem Fenster an, dann verflüchtigt sich der Geruch recht schnell. Zum Durchglühen nehme ich im Anschluss die Kohle mit Gefäß in das zum Räuchern vorgesehene Zimmer mit.
Was für Menschen, die bisher konventionelle Kohle genutzt haben, neu ist: schnellzündende Kohle zischt und funkt etwas beim Anzünden. Dies ist jedoch völlig ungefährlich. Ich selbst erfreue mich immer an dem Geräusch und den kleinen Funken!
Die Kohle ohne Schnellzünder braucht etwas länger zum Durchglühen, verströmt dafür aber keinen unangenehmen Salpetergeruch. Um das Durchglühen noch zusätzlich zu beschleunigen könnt Ihr mit der Feder etwas Luft zufächeln.

Räuchern hat etwas Mystisches, und zugleich bringt es einen ganz ins Hier und Jetzt. Manche empfinden Räuchern auch wie eine Meditation.

Temperaturregelung

Für die Wahl der Intensität des Duftes nutze ich zwei Möglichkeiten:
Direktes Auflegen der Pflanzenteile auf die Kohle: dies bietet sich besonders gut für Harze und Beeren, wie z. B. die Wacholderbeeren, an. Diese Pflanzenteile können die direkte Hitze gut vertragen und verströmen ein intensives und warmes Aroma. Bei dieser Form des Räucherns entsteht der meiste Rauch.

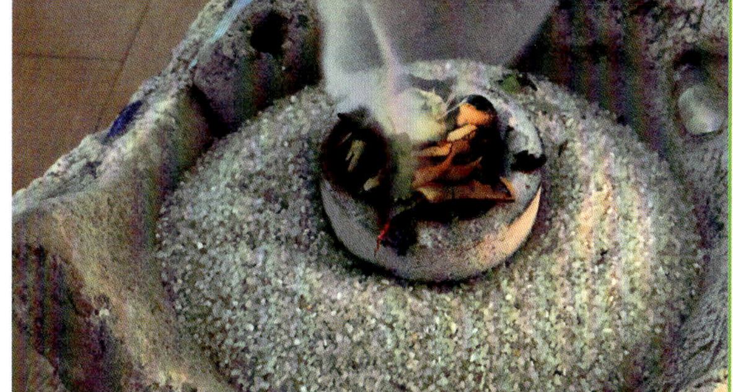

Indirektes Auflegen mit Hilfe von Sand: hierzu bedecke ich die Kohle mit etwas Sand und lege das Pflanzengut darauf, z. B. Blätter oder Blüten. Die Hitze ist groß genug, um den Duft der Pflanze recht schnell wahrnehmen zu können. Aber durch den Puffer, welchen der Sand bietet, verbrennen die Pflanzenteile nicht direkt, und so entfaltet sich das spezielle Aroma der Pflanze ohne den typischen Geruch des Verbrennens. Hier ist allerdings dann die Rauchentwicklung nicht so stark wie bei direktem Auflegen ohne Sand. Zarte Pflanzenteile verglühen schneller als Harze, deshalb müssen diese zeitnah mit der Zange von der sandbedeckten Kohle entfernt werden. Damit die Kohle unter dem Sand nicht erstickt braucht sie ab und zu etwas Luft. Ich stelle die Kohle deshalb im Sand immer mal wieder kurz aufrecht - anschließend geht es mit dem Räuchern weiter.
Dies ist ein wesentlicher Grund, warum ich gerne mit Kohle räuchere. Ich liebe Düfte, und durch direktes und indirektes Auflegen der Pflanzen ist die Verräucherung abwechselnd und auch spannend, da sich die Gerüche ganz unterschiedlich entwickeln. Ein weiterer, wichtiger Grund ist, dass ich das Räucherritual als eine Art Meditation nutze. Ich nehme mir bewusst Zeit, wähle einen gemütlichen Ort, bestücke das Räuchergefäß mit immer wieder neuen Pflanzenteilen und genieße die Ruhe, die sich zuerst im Raum und anschließend in mir ausbreitet.

Reinigung

Diese ist ganz schnell vollbracht! Die verbrauchten Pflanzenteile sowie die verbrannte Kohle werden mit einem kleinen Löffel aus dem Sand geschöpft. Hin und wieder tausche ich den kompletten Sand aus. Mehr ist zur Reinigung nicht nötig.
Noch ein Hinweis: die Kohle muss gut durchgekühlt sein! Ich lege sie deshalb immer in ein feuerfestes Gefäß und lasse sie einen Tag auf dem Balkon stehen, damit sie auch sicher ausgekühlt ist.

Stövchen mit Drahtsieb

Das Stövchen ist die moderne Form des Räucherns und hat absolut seine Vorzüge. Die Pflanzenbestandteile werden hierfür auf das zugehörige Edelstahlsieb gelegt und kommen mit der Hitzequelle, in diesem Fall ein Teelicht, nicht direkt in Berührung. Dies lässt sich ein bisschen mit der indirekten Form des Räucherns mit Kohle vergleichen, also die Variante, bei welcher Sand auf der Kohle liegt und das Pflanzengut ebenfalls nicht direkt mit großer Hitze in Berührung kommt.

Zubehör

Für das Räuchern mit Stövchen ist die Liste des benötigten Zubehörs etwas kürzer als beim Räuchern mit Kohle:

- ein feuerfestes Stövchen mit einem Drahtsieb als Auflagefläche
- eine Zange zum Halten der Kohle
- ggfs. etwas Sand oder Lavasteinchen
- einen Mörser zum Zerkleinern von Beeren, Samen und Harzen
- ein Feuerzeug oder Streichhölzer
- ein Teelicht

Das Stövchen mit Drahtsieb hat den entscheidenden Vorteil, dass man auch mal ›nebenbei‹ räuchern kann, denn man muss nicht darauf achten, dass einem die Kohle ausgeht.

Temperaturregelung

Auch bei dieser Form des Räucherns sind ein paar Dinge zu beachten: nachdem das Teelicht angezündet ist wird die Räucherware auf das Drahtsieb gelegt. Wenn das Teelicht ganz neu ist und eine große Flamme hat kann es vorkommen, dass die getrockneten Pflanzenteile leicht zu rauchen beginnen, also beinahe anbrennen.
In diesem Fall sollte man das Räuchergut etwas auf die Seite schieben oder das Teelicht im Stövchen verrücken, sofern dies möglich ist.

Im Laufe des Jahres könnt Ihr Eure Lieblingspflanzen sammeln und trocknen, und schon ist er fertig: Euer ganz individueller Räucherkoffer!

Man kann sich die Größe der Flamme aber auch zunutze machen und etwas Sand auf das Drahtsieb streuen, um dann darauf das Räucherwerk zu verteilen. Auch hier dient der Sand als Hitzepuffer und schont besonders empfindliche Pflanzenteile, wie z. B. Blüten.

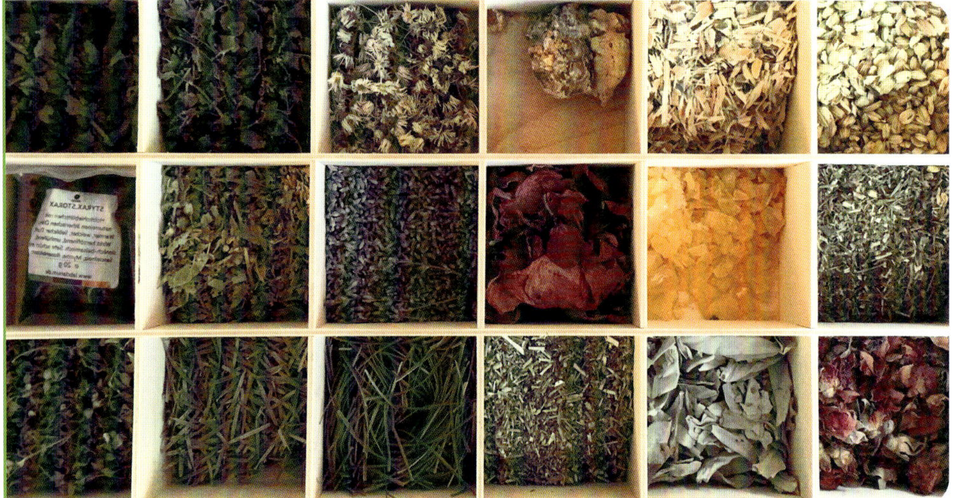

Eine weitere, besonders sanfte Methode: man legt kleine Lavasteine direkt auf das Sieb. Die Lavasteine erhitzen sich und speichern die Wärme. Durch die relativ gleichbleibende Temperatur werden die Pflanzen schonend erwärmt und ein milder, leichter Duft verteilt sich im Raum.

Für Menschen, die Massage- oder Energiebehandlungen anbieten, ist dies eine schöne Form, das Räuchern mit einzubinden und der Behandlung eine besondere Note zu geben.

Reinigung

Das Sieb erkalten lassen, dann verbrauchtes Räuchergut aus den Lavasteinen oder dem Sand entfernen bzw. den gesamten Sand mit dem verbrauchtem Räuchergut entsorgen. Wenn Ihr allerdings Harze direkt auf das Sieb auflegt verklebt es im Laufe der Zeit. In diesem Fall solltet Ihr das Sieb nach Gebrauch mit einer Zange direkt in eine Kerzenflamme halten, entweder in der Spüle oder draußen im Freien. Eventuell entsteht starker Rauch, da noch restliches Harz verbrannt wird. Ab und zu entzünden sich auch die Harzreste. Dies kann einen kleinen Schreck verursachen, ist jedoch an sich völlig ungefährlich. Einfach ausblasen und an einer sicheren Stelle erkalten lassen. Danach ist das Sieb wieder sauber und einsatzbereit.
Die meisten legen jedoch aufgrund der größeren Reinigungsaufwands das Harz nicht direkt auf das Sieb sondern nutzen den Sand als Puffer und Auffangmöglichkeit.

Noch ein allgemeiner Hinweis

Beim Räuchern ist es prinzipiell wichtig, dass die Pflanzenteile gut getrocknet sind. Vielleicht habt Ihr schon einmal am offenen Feuer erlebt, wie es knackt, prasselt oder auch Funkten schlägt, wenn man feuchtes Holz ins Feuer gibt? Dies kann beim Räuchern in Räumen für Bodenbeläge gefährlich werden und unschöne Brandflecken oder Brandlöcher verursachen.
Ich sammle übrigens die meisten Pflanzen, welche ich zum Räuchern nutze, selbst. Aber es gibt auch Kräuter und Bäume, die bei uns nicht heimisch sind, aber sich durch besondere Duftnoten auszeichnen. Hierfür greife ich gerne auf Pflanzengut von Christine Fuchs zurück, die mit ihrer Räuchermanufaktur LAB.DANUM ein schönes und qualitativ hochwertiges Sortiment - auch online - bietet. Unter www.labdanum.de findet Ihr sämtliches Räucherwerk und -zubehör.

Räucherpflanzen

Die Vielzahl und Vielfältigkeit der verschiedenen Räucherpflanzen ist überwältigend. Viele unserer heimischen und auch viele weltweit wachsenden Pflanzen können zum Räuchern genutzt und verarbeitet werden.
Ihr habt nun bereits Kenntnisse über die gängigsten heimischen Kräuter und Bäume erhalten bzw. Euch selbst erarbeitet. Ich habe Euch eine Auswahl der traditionell bewährten und geschätzten Räucherpflanzen im Nachfolgenden aufgelistet. Hier bekommt Ihr eine Übersicht über die Wirkungsweise der einzelnen Pflanzen sowie einen Hinweis, welche Pflanzenteile bevorzugt zum Räuchern genutzt werden. Die Auswahl erfolgte in Anlehnung an die Ausbildungsunterlagen, d. h. Ihr werdet viele der Euch vertrauten Pflanzen wieder finden, aber vielleicht auch die eine oder andere Pflanze vermissen, welche Ihr bereits als bekannte Räucherpflanze kennt, wie z. B. den Weihrauch. Als Alternative hierzu gibt es bei unseren heimischen Gewächsen u. a. die Kiefer. Nun lasst uns zusammen die vertrauten grünen Freunde auf eine neue Art und Weise und auf einer anderen Ebene entdecken - beim Räuchern!

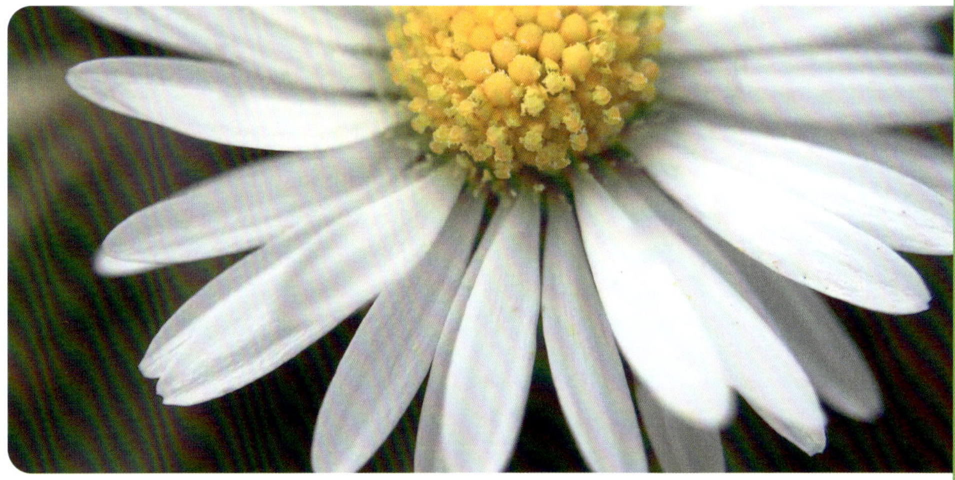

Gänseblümchen sind die Verkörperung der Reinheit, Schönheit und des Lichts. Räuchern mit dieser Pflanze belebt die Sinne und wirkt beflügelnd.

Baldrian	Valeriana officinalis
Wirkung:	besänftigend, entspannend, fördert den Schlaf, stärkt die Wahrnehmung von Naturwesen
Pflanzenteile:	Wurzeln, Blüten

Beifuß	Artemisia vulgaris
Wirkung:	macht flexibel, stärkt die Weiblichkeit, fördert Intuition und Wissen, schützt, reinigt Räume
Pflanzenteile:	blühendes Kraut *)

Birke	Betula alba
Wirkung:	fördert Mut und die Kreativität, macht leicht, fördert Glücksgefühle, Altes wird losgelassen, Raum für Neues entsteht
Pflanzenteile:	Blätter, Rinde

Eiche	Quercus robur
Wirkung:	fördert die Erdverbundenheit, stärkt das Männliche, verhilft zu Ausdauer, kräftigt, reinigt
Pflanzenteile:	Blätter, Rinde

Engelwurz	Angelica archangelica
Wirkung:	stärkt die Lebensfreude, kräftigt und vitalisiert, fördert die Inspiration, gleicht die Chakren aus, vertreibt Ängste, verleiht Schutz
Pflanzenteile:	Blüte, Blätter, Samen, Wurzeln

Gänseblümchen	Bellis perennis
Wirkung:	beruhigend, beglückend, befreiend, erweckt den Zugang zum eigenen und auch zu fremden Herzen
Pflanzenteile:	Blüten

Gundermann	Glechoma hederacea
Wirkung:	macht sensibel, stärkt Herz und Nerven, fördert die Hellsichtigkeit, löst festgefahrene Gefühle und Gedanken, verleiht Schutz
Pflanzenteile:	blühendes Kraut *)

Hasel	Corylus avellana
Wirkung:	besänftigt, bringt Frieden und Ruhe, stärkt den Entschluss Neues zu beginnen, neutralisiert Strahlungen
Pflanzenteile:	Blätter, Rinde

Holunder	Sambucus nigra
Wirkung:	regenerierend, beruhigend, wärmend, gibt Leichtigkeit, ermöglicht spirituelle Reisen, fördert die Hellsichtigkeit, schützt
Pflanzenteile:	Blüten

Johanniskraut Hypericum perforatum
Wirkung: stimmungsaufhellend, gibt Heiterkeit, lässt trübe Gedanken verschwinden, reinigt und klärt
Pflanzenteile: Blüten

Kiefer Pinus sylvestris
Wirkung: beruhigt und stärkt Nerven, wirkt entspannend aber auch anregend, öffnet das Herz, löst Flüche und Verwünschungen
Pflanzenteile: Nadeln, Harz

Mädesüß Filipendula ulmaria
Wirkung: entspannend, herzöffnend, hilft beim Loslassen alter Verhaltensmuster, stärkt die Intuition, öffnet das Kronenchakra
Pflanzenteile: Blüten

Salbei Salvia officinalis
Wirkung: fördert geistige Klarheit, wirkt tröstend, stärkt die Abwehr, reinigt die Aura, klärt und reinigt die Atmosphäre in Gebäuden, schützt vor negativen Energien
Pflanzenteile: Blätter

Artemisia vulgaris, der Beifuß, ist eine unserer mächtigsten, heimischen Räucherpflanzen, auch ›Mutter der Heilpflanzen‹ genannt.

Schafgarbe Achillea millefolium
Wirkung: zentrierend, stärkt die Nerven, fördert die Feinfühligkeit, hilft Eindrücke zu verarbeiten, neutralisiert Energien
Pflanzenteile: Blüten

Rose Rosa
Wirkung: schenkt inneren Frieden, stärkt die Zuversicht, fördert die (Selbst)Liebe
Pflanzenteile: Blüten

Tanne Abies alba
Wirkung: euphorisierend und belebend, stärkt körperlich und emotional das Herz, reinigt Räume, harmonisiert Raumschwingungen, fördert den Einstieg zur Meditation
Pflanzenteile: Nadeln, Harz

Wacholder Juniperus communis
Wirkung: wirkt belebend und kräftigend, vertreibt bedrückende Gedanken, wirkt stark abwehrend und schützend
Pflanzenteile: Beeren

*) auch das blühende Kraut selbstverständlich getrocknet.

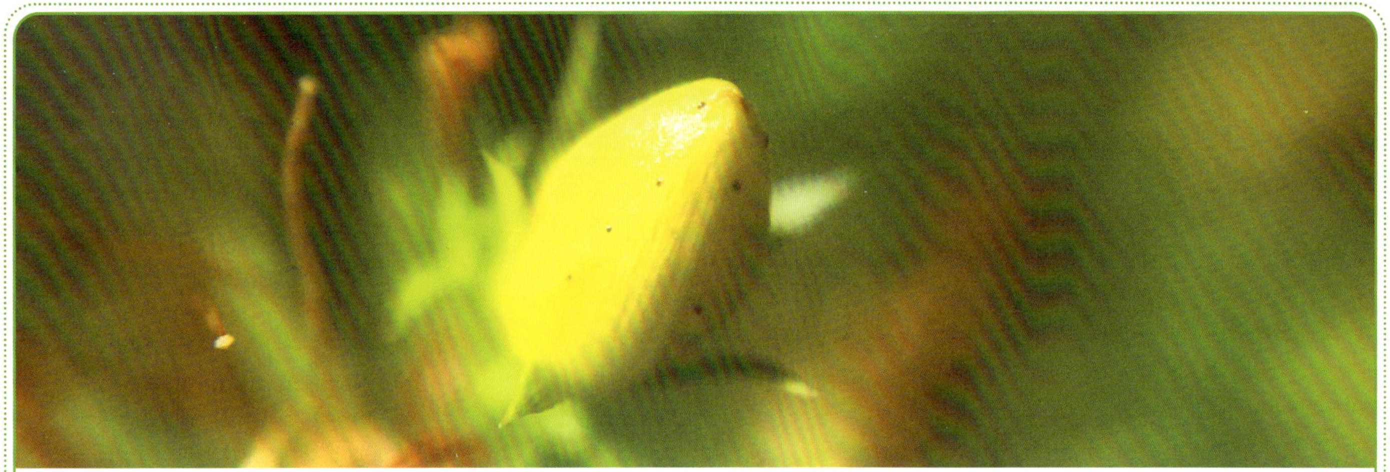

Auf Wiedersehen

Ihr habt in unserer gemeinsamen Zeit viele Pflanzen kennen – und sicher auch schätzen – gelernt. Die wundervolle Welt der heimischen Heilpflanzen zeigt die Fülle der Natur, die nur darauf wartet von uns entdeckt und geliebt zu werden.

Ja, ich denke, dass ist einer der schönsten Augenblicke im Leben mit unseren Kräutern und Bäumen: sich immer wieder und auf's Neue begeistern zu können, mit frischen und neugierigen Augen auf ihre Welt schauen, und sich ihnen und sich selbst nahe zu fühlen!

Ich freue mich sehr, dass wir einen Teil dieses Erkundungsweges zusammen gehen durften. Dieser Weg ist sicher noch nicht zu Ende, denn mit diesem Buch fängt ein neuer Weg an. Ein Weg, der Euch neue Perspektiven aufzeigen wird und ein Weitergehen ermöglicht, hin zur Natur, zur Liebe, zu Euch selbst.

Mit meinen innigsten Herzensgrüßen sage ich ›auf Wiedersehen‹, denn ich weiß, dass es keinen endgültigen Abschied gibt. Wir sind alle eins, im Herzen und im Geiste!

Eure

Birgit Strohe

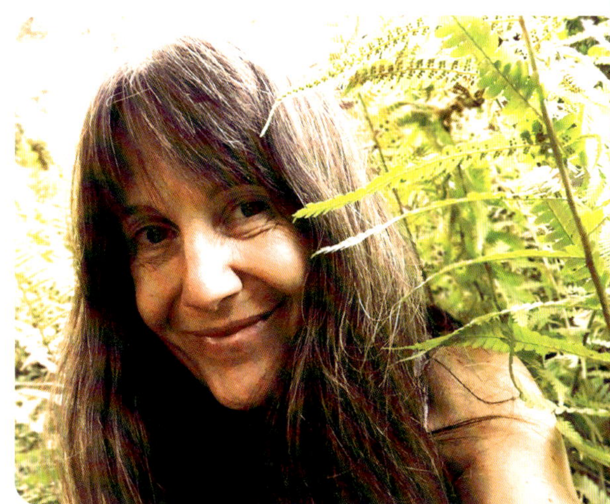

Literaturempfehlung

Einführung in die Pflanzenkunde

Der illustrierte BLV Pflanzenführer für unterwegs / Dr. Thomas Schauer, Claus Caspari / BLV Buchverlag
Der Kosmos Heilpflanzenführer / Ingrid und Peter Schönfelder / Kosmos Verlag
Essbare Wildpflanzen / Steffen Guido Fleischhauer, Jürgen Guthmann, Roland Spiegelberger / AT Verlag
Wildkräuter und ihre giftigen Doppelgänger / Eva Maria Dreyer / Kosmos Verlag
Die Hildegard–Pflanzen-Apotheke / Reinhard Schiller / St. Benno Verlag
Maria Treben – Meine Heilpflanzen / Maria Treben / Verlag Wilhelm Ennsthaler
Kräuter für Körper und Seele / Ursula Stumpf / VAK Verlag
Medizin der Erde / Susanne Fischer-Rizzi / AT Verlag
Bäume bestimmen leicht gemacht / Helga Hofmann, Anita Zellner / GU Verlag
Die sanfte Medizin der Bäume / Maximilian Moser & Erwin Thoma / Servus Verlag
Der Biophilia Effekt / Clemens G. Arvay / edition-a
Bäume verstehen / Peter Wohlleben / pala Verlag
Mythische – Bäume / Ursula Stumpf, Vera Zingsem, Andrea Hase / Kosmos Verlag
Baumheilkunde – Heilkraft, Mythos und Magie der Bäume / Renato Strassmann / Knaur Verlag
Vermarktung von Kräuterprodukten / Rudi Beiser / Ulmer Verlag

Heilpflanzen in unserer Ernährung

Grüne Smoothies / Victoria Boutenko / Hans-Nietsch-Verlag
Grüne Smoothies – Die supergesunde Mini-Mahlzeit aus dem Mixer / Dr. med. Christian Guth, Burkhard Hickisch / Gräfe und Unzer Verlag
Grün essen! / Dr. med. Joachim Mutter / VAK Verlag

Rund um die Haut

Heilende Energie der ätherischen Öle / Gerti Samel, Barbara Krähmer / Irisiana Verlag
Ätherische Öle anwenden / Markus Schirner / Schirner Verlag
Babymassage / Christina Voormann, Govin Dandekar / Gräfe und Unzer Verlag

Heilpflanzen-Essenzen

Die Heilkraft der Pflanzenknospen / Cornelia Stern / TRIAS Verlag
Heilkosmetik aus der Natur: pflegende Salben, Öle und Essenzen selber machen / Myriam Veit / Kosmos Verlag

Signaturenlehre

Wesen und Signatur der Heilpflanzen / Roger Kalbermatten / AT Verlag
Die Sprache der Pflanzenwelt: Begegnungen mit der Pflanzenseele / Svenja Zuther / AT Verlag

Düfte und Ätherische Öle

Das große Buch der Pflanzenwässer: Pflegen, heilen, gesund bleiben mit Hydrolaten / Susanne Fischer-Rizzi / AT Verlag
Ätherische Öle anwenden / Markus Schirner / Schirner Verlag

Räuchern

Räuchern mit heimischen Pflanzen / Christine Fuchs / Kosmos Verlag
Räuchern im Rhythmus des Jahreskreises / Christine Fuchs / Kosmos Verlag
Räuchern mit heimischen Kräutern / Marlis Bader / Goldmann Verlag

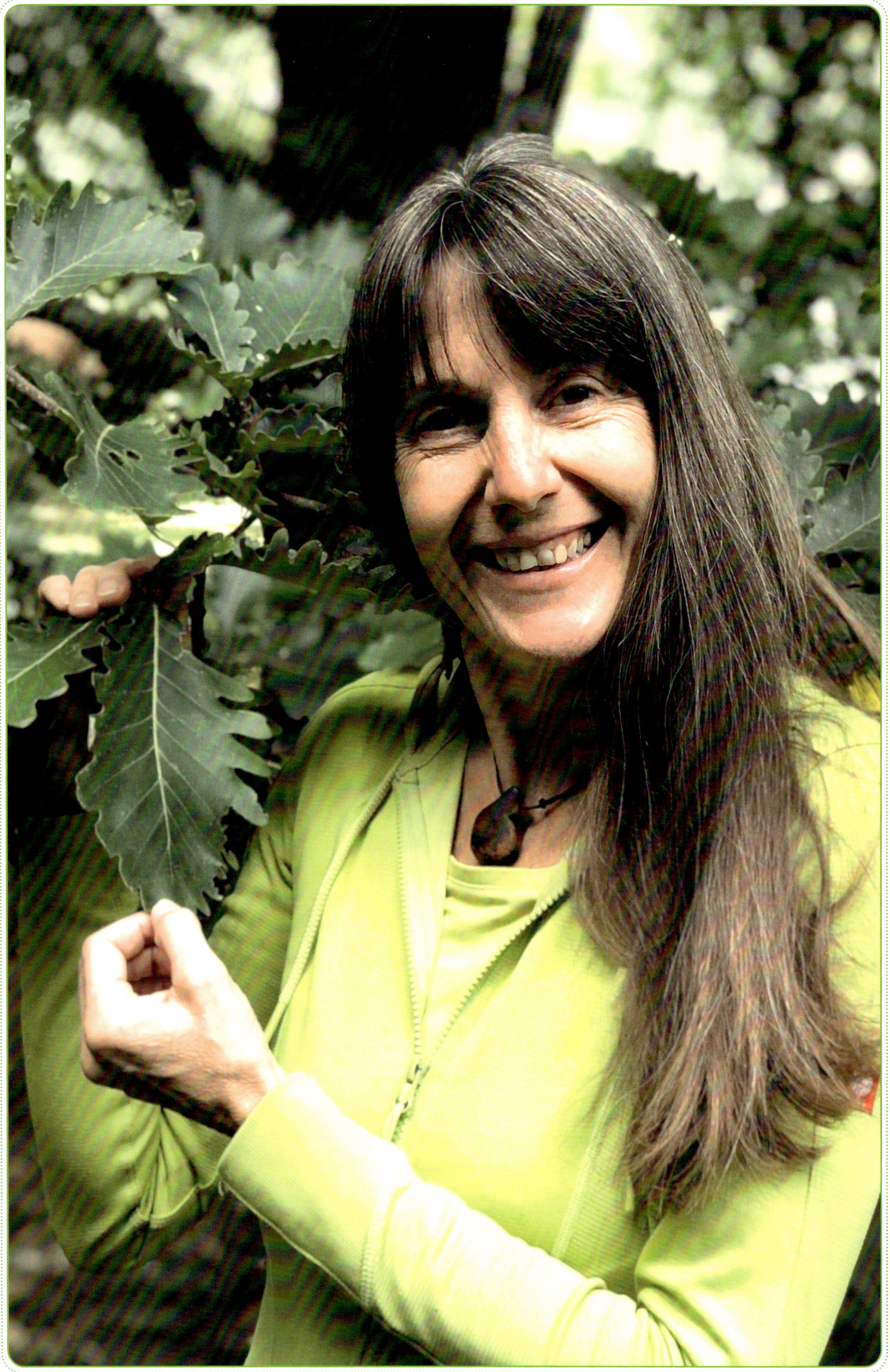

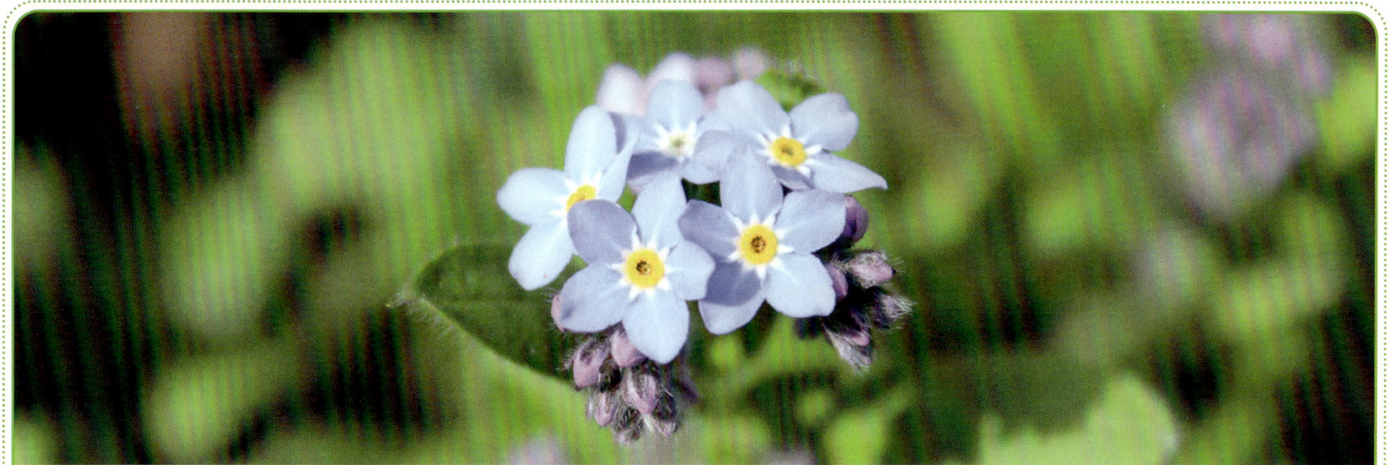

Ein paar Worte über mich

Durch meine Ausbildungen bekam ich eine andere Sicht auf das Leben, unsere Erde und ihre Lebewesen und Pflanzen. Die Natur lehrte mich, wieder mehr auf meine Intuition, mein ›Bauchgefühl‹, zu hören. Ich entdeckte einen neuen Zugang zu mir selbst und damit auch einen neuen Zugang zu den Tieren und dem grünen Volk, den Pflanzen.

Die Kinesiologie ist eine wunderbare Ergänzung meiner Arbeit, denn sie bietet für alle - Mensch wie Tier - die Möglichkeit, Stresse zu erkennen und abzubauen. Die Pflanzen unterstützen hierbei wundervoll, da sie sowohl auf der körperlichen als auch auf der psychischen und seelischen Ebene heilen können.

2005 Ausbildung zur Tier-Kommunikatorin
2006 Ausbildung zur Kinesiologin und Tier-Kinesiologin
2007 Jahresausbildung in Wildkräuterkunde
2008 Ausbildung zur Kommunikation mit Dryaden (Baumenergien)
2009 Gründung Heilpflanzenschule Birgit Straka
2010 Wildkräuter-Energiekartenset
2011 Zusammenarbeit mit Volkshochschulen (Leonberg, Stuttgart, u. a.)
2012 Wundervolle BaumBotschaften Kartenset
2015 Beginn der Jahresausbildungen HeilpflanzenlehrerIn von und mit Birgit Straka
2015 Kooperation mit Christine Fuchs - LAB.DANUM, Magstadt
2015 Kooperation mit Dieter Berweiler - CALENDULA KRÄUTERGARTEN, Stuttgart
2016 Kooperation mit Christel Ströbel - Usmalda-Essenzen
2018 Start der Online-Schule in Kooperation mit Andreas Paffrath gruenundgesund.de
2019 10-jähriges Jubiläum der Heilpflanzenschule Birgit Straka
2020 Kooperation mit Prof. Dr. Spitz - AMM Akademie für menschliche Medizin
2020 Bau einer mongolischen Jurte als Seminarraum der Heilpflanzenschule
2020 Start der Online-Schulungsplattform Naturakademie von und mit Birgit Straka
2020 Kooperation mit Plant-for-the-Planet durch Mitglieder der Naturakademie
2021 Beginn der Intensivausbildung Heilpflanzenwoche von und mit Birgit Straka
2022 Onlineschule - neuer Kurs: Die Heilpflanzen der Hildegard von Bingen

Birgit Straka, geb. 1968 in Stuttgart, ist glückliche Mutter von zwei Kindern, lebt in Liebe und arbeitet mit Freude Seite an Seite mit Heilpraktiker Jürgen Ammann.

Impressum

HEILPFLANZENKUNDE
Kraftvolle Wildkräuter zu jeder Zeit

Synergia Verlag, Basel, Zürich, Roßdorf,
eine Marke der Sentovision GmbH, Münchenstein
www.synergia-verlag.ch

ISBN 978-3-907246-64-1

Fotos und Text
Birgit Straka

Gestaltung
Jürgen Ammann

Umsetzung
Jürgen Ammann, Birgit Straka

Titelseite
Rote Schlüsselblume

Urheberrecht

Haftung für Inhalte

Die Inhalte meines Buches wurden mit größter Sorgfalt erstellt. Für die Richtigkeit, Vollständigkeit und Aktualität der Inhalte kann ich jedoch keine Gewähr übernehmen. Eine Haftung meinerseits für Personen-, Sach- und Vermögensschäden ist ausgeschlossen. Bei gesundheitlichen Störungen bitte einen Arzt oder Heilpraktiker aufsuchen. Die vorgestellten Methoden bieten keinen Ersatz für therapeutische oder medizinische Behandlungen.

Kontakt

Birgit Straka
Naturlehrerin & Kinesiologin

info@birgit-straka.de
www.birgit-straka.de